제3의 살

젊고 건강한 몸매로 만드는 안티셀룰라이트 다이어트

제3의 살

| 김세현 지음 |

CONTENTS

PROLOGUE
저는 셀룰라이트 다루는 의사입니다. ······ 008

PART 1. 제3의 살 ······ 016

1. 빠지지 않는 살의 정체 ······ 018
2. 제1의 살 : 본래의 살, 근육 ······ 022
3. 제2의 살 : 찌고 빠지는 살, 지방 ······ 026
4. 제3의 살 : 도대체 안 빠지는 병들고 늙은 살, 셀룰라이트 ······ 028
5. 바야흐로 바탕질! ······ 032
6. 이제는 제3의 살에 관심을 가질 때 ······ 038

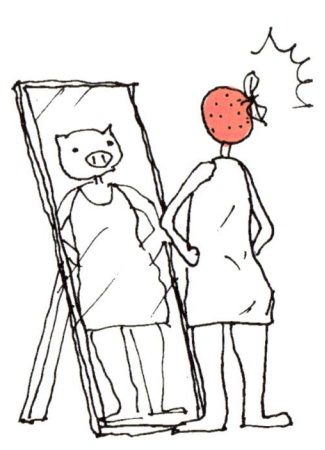

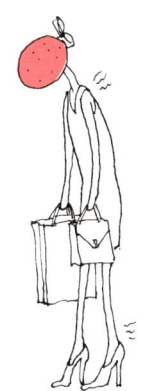

PART 2. 네 장의 에이스 카드 ······ 044

1. 셀룰라이트를 획득하는 네 번의 찬스 ······ 046
2. 그녀의 발목은 원래부터 통뼈였을까? ······ 052
3. 장을 통해 침투하는 독소 ······ 059
4. 여성성의 시작, 하지만 ······ 064
5. 네 장의 에이스 카드들의 음모 ······ 069

PART 3. 셀룰라이트에 대한 오해와 진실 ······ 074

1. 지방 흡입술로 셀룰라이트 흡입을? ······ 076
2. 셀룰라이트, 살찌면 생기는 거니까 굶는 게 최고다? ······ 082
3. 셀룰라이트는 게으름의 결과물? ······ 086
4. 제거에 필요한 시간은 양에 비례한다? ······ 088
5. 압박 스타킹과 그들의 치명적인 유혹 ······ 092
6. 뱃살 빼기에는 복근 운동이 최고? ······ 096
7. 많이 걸으면 허벅지살이 빠진다? ······ 100
8. 살 나이, 살갗 나이보다 정확한 노화의 척도 ······ 104
9. 말랐는데 살쪘다는 여자들 ······ 109
10. 살을 보면 인생이 보인다 ······ 113

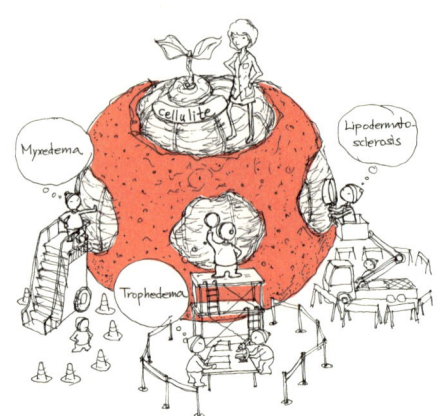

PART 4. 셀룰라이트의 여러 얼굴들 ····· 116

1. 오렌지 껍질이 된 각각의 사연 ····· 118
2. 오해는 이제 그만! 지방은 죄가 없다 ····· 133
3. 바탕이 더러워지면 살은 찐득하게 굳는다 ····· 136
4. 셀룰라이트의 얼굴은 수십 개 ····· 139
5. 차가운 것이냐, 뜨거운 것이냐 ····· 145
6. 머리부터 발바닥까지, 부위마다 다른 셀룰라이트 ····· 150

PART 5. 병든 살의 뫼비우스 띠 ····· 156

1. 셀룰라이트 집안의 얽히고설킨 관계 ····· 158
2. 장내 세균의 반란을 조심하라 ····· 162
3. 탄수화물 중독이 마약 중독 이상이라고? ····· 168
4. 백색가루의 유혹 ····· 174
5. 피로야 가라, 셀룰라이트야 가라 ····· 178
6. 비틀어져서 아픈 살, 아파서 비틀어진 살 ····· 180
7. 비만이 먼저인지, 셀룰라이트가 먼저인지 ····· 184

PART 6. 셀룰라이트 제거 레시피 ······ 188

1. 화타의 형들이 전하는 교훈 ······ 190
2. 라이프스타일 보수 공사 ······ 194
3. 안티셀룰라이트 다이어트 ······ 200
4. 몸의 황금 각도 찾기 ······ 213
5. 환자임을 인정하기 ······ 221

EPILOGUE
아름다움을 원한다면 몸의 '바탕'을 치료하라 ······ 224

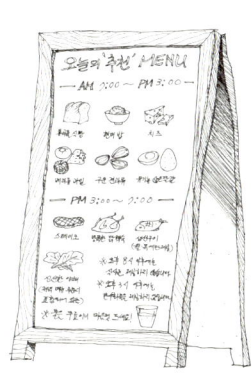

PROLOGUE

저는 셀룰라이트를 다루는 의사입니다

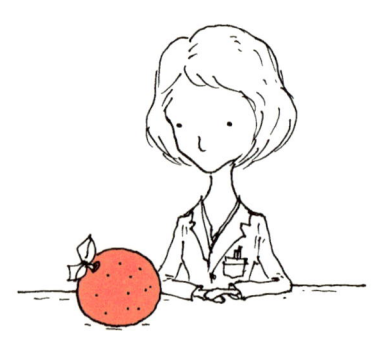

"저는 셀룰라이트를 다루는 의사입니다."
사석에서 특히 남자들과 동석한 자리에서, 무심결에 이렇게 내 자신을 소개하면 바로 튀어나오는 질문은 대개 다음과 같다.

01 "아, 셀룰라이트가 그렇게 흔한가 보죠?" (셀룰라이트만 따로 떼어서 다룰 정도는 아닐 텐데요?)

02 "셀룰라이트가 뭔데요?" (사실 있기나 한가? 그냥 만들어낸 말 아닌가?)

03 "셀룰라이트, 살찐 사람에게만 있는 거 아닌가요?" (많이 먹어서 생긴 거 아냐? 그냥 다이어트 해서 없애면 되지. 그걸 돈 주고 빼는 여자도 있단 말이야?)

04 "셀룰라이트 크림은 효과가 없나 보죠?" (화장품 바르면 되지, 그런 걸로 병원에 다닐 것까지야 있나요?)

05 "지방 흡입이 전문이신가 봐요?" (그냥 수술한다고 하면 되지, 돌려서 말하기는?)

06 "그거 피부가 울퉁불퉁해지는 거 맞죠? 그럼 피부과 전문의신가요?"

07 "비만 전문의신가 보네요. 아, 이 뱃살 좀 빼고 싶은데, 어떻게 하죠? 내 친구는 약 먹고 뺐다는데 약물 부작용은 없을까요?"

08 "저도 셀룰라이트 많긴 한데, 지금은 시간도 없고 돈도 없으니까, 나중에 돈 많이 벌고 여유 생기면 그때 빼러 갈게요."

이 질문들에 대한 답변은 이렇다.

01 네, 그렇게 흔한 거 맞아요. 여드름보다도 흔하죠. 여자에게 특히 많은데, 사춘기 때 시작돼 18세에서 35세 사이 여성 중 90% 이상이 가지고 있어요. 한번 생기면 계속 진행되니까 결국 대부분의 여자가 평생 달고 다니는 거라고 보면 돼요.

02 셀룰라이트는 일종의 기능을 잃은 아프고 병든 살입니다. 살 있는 부위 어디든 생길 수 있고, 살갗으로 덮여 있는 게 살이라서 본인이 갖고 있는지 모르는 경우도 많아요. 제가 한번 봐 드릴까요? 그리고 그냥 놔두면 무좀처럼 계속 퍼질 수 있어요.

03 셀룰라이트와 비만은 상관 관계가 아주 적어요. 비만일 때 생기는 셀룰라이트 종류는 지방형 셀룰라이트라고 따로 있고, 이와는 별개로 셀룰라이트 자체가 심해서 뚱뚱한 것처럼 보이는 경우도 있어요. 몸에 5킬로그램짜리 종양 덩어리가 생겼다고 가정해 보세요. 종양이 굶으면 빠지나요? 종양이 운동한다고 빠지나요? 마찬가지입니다. 셀룰라이트는 일종의 염증성 종양 같은 덩어리라고 보시면 됩니다. 조금 먹고 많이 움직인다고 무조건 줄어들지는 않습니다. 셀룰라이트 유형에 따라서는 그렇게 하는 게 도움이 되는 경우도 있지만, 많은 경우에는 오히려 너무 적게 먹고 운동을 지나치게 많이 하는 것이 되어 셀룰라이트를 악화시키기도 합니다. 그래서 원인을 찾아서 셀룰라이트 유형에 맞는 맞춤식 치료를 받아야 줄어들며, 계속해서 진행되는 것도 방지할 수 있어요. 또한 셀룰라이트가 있으면 탄수화물 중독이 동반하는 경우도 많으니까 거기에 맞는 치료를 해야 합니다.

04 아이크림 바르면 눈 밑 주름이 없어질까요? 미백 에센스 바르면 생겼던 기미가 눈에 띄게 옅어질까요? 화장품을 사용하는 것만으로는 이미 생긴 병변이 좋아지지 않습니다. 아이크림 바르면 눈 밑 주름이 생기는 속도를 더디게 할 순 있어도, 이미 생긴 깊은 주름이 없어지진 않죠. 미백 에센스를 바르는 것도 얼굴색이 환해지고 맑아지는 데 도움이야 되겠지만, 이미 생긴 기미를 줄이는 데 눈에 띌 정도의 효과를 보기는 힘들죠. 게다가 셀룰라이트는 피부가 아니라 피부 아래 조직 깊숙한 곳에서 만들어지는 것인데, 크림을 발라서 개선시키기는 정말이지 어렵습니다. 크림을 바르면서 행해지는 마사지의 효과로 순환을 좋게 하고, 보습 효과로 탄력성 정도를 회복하는 데는 도움이 될 수도 있습니다.

05 제가 셀룰라이트를 다루는 의사라고 말씀드린 것은 '저는 수술하지 않는 의사'라고 말씀드린 것과 같습니다. 셀룰라이트는 수술해서 좋아지는 질환이 아닙니다. 지방 흡입 수술은 지방이 과다해진 부위에 하는 것이지요. 셀룰라이트는 지방 알갱이 없이도 살이 부풀어 오르면서 울퉁불퉁해지는 유형도 아주 많고,

지방이 많은 것과 뒤섞여 뭉쳐 있는 경우도 있어서 지방증과 헷갈려 하는 경우도 있지만, 여하튼 셀룰라이트의 경우에는 지방을 흡입한다고 해결되지 않지요. 지방 흡입 수술은 지방을 뽑아내는 것이지, 셀룰라이트를 흡입하는 방법이 아니지요.

06 셀룰라이트는 오렌지 껍질 모양으로 울퉁불퉁하게 패인 피부 모양이 특징이라서 피부 미용 질환이라고들 생각하는 경우가 많은데, 그건 셀룰라이트를 뒤덮는 살갗, 즉 피부의 특징일 뿐이고, 셀룰라이트는 살의 문제입니다. 심지어는 근육을 뒤덮는 근막이나 힘줄이나 인대의 유착과 변성의 문제가 셀룰라이트의 형태로 나타나기도 합니다. 저는 피부과 전문의가 아니라 가정의학과 전문의입니다.

07 제가 비만과 셀룰라이트 치료를 주로 하는 의사는 맞습니다. 살의 문제점을 다루는 의사이구요. 하지만 국가에서 정한 전문의 중에 비만 전문의 제도는 없습니다. 그리고 질문하신 내용은 복부 비만에 관련된 내용이네요? 말씀하신 뱃살은 셀룰라이트가 아니라 그냥 지방증일 확률이 높긴 하지만 지방형 셀룰라이트일 수도 있겠네요. 저는 복부 비만의 경우 고주파를 이용한 장비 치료를 하고 있는데, 그 전에 지금 드시고 있는 그 술부터 줄이셔야 할 것 같아요.

08 셀룰라이트는 점을 빼거나 모공을 치료하는 것과는 완전히 다릅니다. 한번에 이루어지는 것도 아니고, 그 상태로 그대로 머무르는 것도 아니며, 무조건 미용 질환이라고 하기에는 건강 상태와 직결된 부분도 있어요. 게다가 셀룰라이트는 시간이 갈수록 진행하고 발전합니다. 치료를 무조건 미루는 건 바람직하지 않습니다. 적극적인 치료를 할 수 없다면, 적어도 진행을 늦추는 식습관과 라이프스타일을 실천하시는 것이 최선입니다. 셀룰라이트는 식습관 및 라이프스타일의 개선이 치료의 50퍼센트를 차지한다고 볼 수 있어요. 이 말은 거꾸로 이러한 생활 개선이 반드시 선행되고 동반되어야 하는 것은 맞지만 이것만으로는 치료가 절반만 이루어진다고도 볼 수 있습니다. 이미 생겨서 한참 진행된 셀룰라이트는 그냥 저절로 없어지지는 않더군요.

10년 넘게 셀룰라이트 치료에 대한 임상 활동을 해오면서 너무나도 자주 들었던 위와 같은 질문들은 한마디로, 사람들이 셀룰라이트를 얼마나 과소평가하고 있는지를 여실히 보여 준다. 심지어는 의사조차도, 셀룰라이트에 대해 무지하거나 무관심한 경우도 많다. 어찌 보면 의사야말로 셀룰라이트에 대해서 가장 무심한 사람들인지도 모르겠다. 의료진은 (성형이나 미용 관련 의사를 포함하여) 셀룰라이트를 미용적 '결함' 정도로만 치부하며 미용 '질환'에 조차도 끼워주지 않는다.

의료진이 셀룰라이트를 수수방관하고 있는 사이에 많은 사람들이 (특히 여성들이) 실질적으로 셀룰라이트 때문에 고통 받고, 그것을 해결하기 위해서 고민하고 있지만 그것의 정체가 셀룰라이트라고 불리는 살이라는 것조차 모르는 경우가 허다하다. 자신을 괴롭히고 있는 살의 정체를 모르니 그것에 대한 해결법도 그릇된 방법을 택하기 일쑤이고, 결과는 거의 부정적일 수밖에 없다.

셀룰라이트는 흔히 생각하듯 미용적 문제에 국한된 주제가 아니며, 많은 사람들이 오해하고 있듯이 단지 지방이 많이 쌓여 생기는 현상도 아니다. 셀룰라이트는 우리 몸의 살이 병들고 노화되는 현상이다. 가만히 둔다고 저절로 좋아지는 법도 없다. 마치 강의 물살을 타고 흘러 내려가는 배가 저절로 상류로 거슬러 올라갈 수 없듯이 말이다. 셀룰라이트는 일단 생기면 여간해서는 없어지지 않고 쭉 진행하기 마련이다. 그래서 셀룰라이트의 의학적 명칭도 '진행성' 섬유부종이다. 게다가 가벼운 마음으로 무심코 시도해 본 잘못된 해결법 때문에 진행이 멈추기는커녕 거꾸로 더 악화되기도 한다.

따라서 사람들이 셀룰라이트를 평소에 예방하고, 또 발생한 셀룰라이트에 대한 올바른 해결법을 찾도록 하기 위해서는 셀룰라이트의 정체에 대해서 알리는 것이 급선무라는 생각이 들었다. 셀룰라이트의 정체에 대해서 알게 되면 더 이상 셀룰라이트를 과소평가하거나 우습게 여기는 일 따위는 절대 생길 수가 없다.

사람들이 각자 자기 몸에 붙어 있는 셀룰라이트라는 병든 살에 제대로 된 관심을 갖게 되기를 간절히 바라는 마음으로 이 책을 연다.

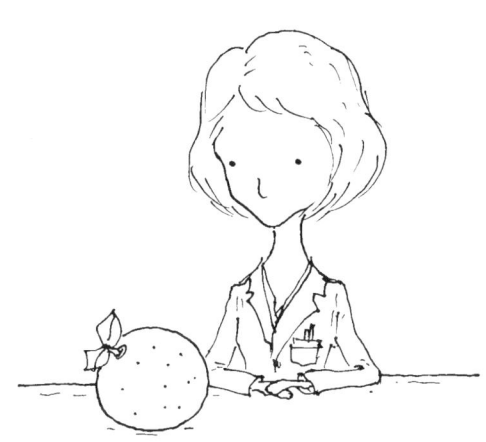

저는 살을 다루는 의사입니다.

웰컴 투
셀룰라이트
세상!

셀룰라이트라는 후름라이드(flume ride)에
일단 탑승하면 멈추는 일 없이 궁극의 셀룰라이트라는
나락에 이르기까지 끝없이 떨어지기 마련이다.

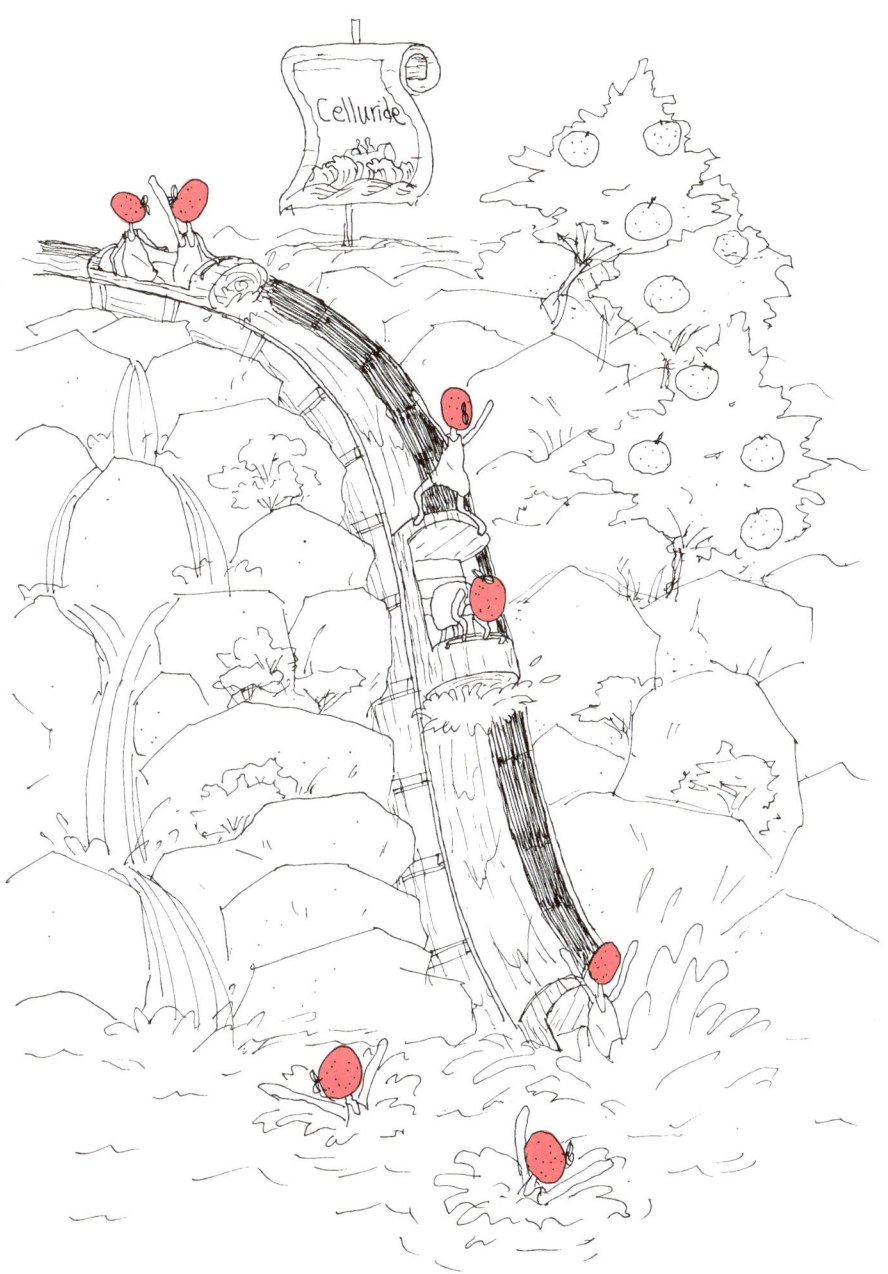

PART 01
제 3 의 살

제3의 살

01
빠지지 않는 살의 정체

02
제1의 살 : 본래의 살, 근육

03
제2의 살 : 찌고 빠지는 살, 지방

04
제3의 살 : 도대체 안 빠지는 병들고 늙은 살, 셀룰라이트

05
바야흐로 바탕질!

06
이제는 제3의 살에 관심을 가질 때

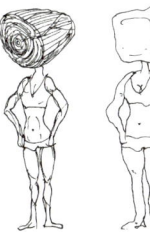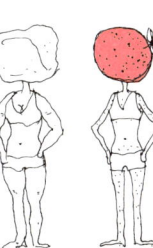

빠지지 않는 살의 정체

매일 하루도 빠지지 않고 운동하는데 살은 그대로에요. 먹어도 먹어도 식욕이 가라앉질 않아요. 예전에는 마음 먹고 다이어트 하면 쭉쭉 빠졌거든요. 요즘에도 똑같이 하는데 왜 변화가 없을까요? 지방 흡입을 해도 그때뿐이고 갈수록 몸이 불어나는 느낌이에요. 발목이 아침부터 퉁퉁 부어 있어요. 요가가 좋다고 해서 하긴 하는데, 별 효과가 없는 것 같아요. 이 고민들에 대한 대답은 하나다.

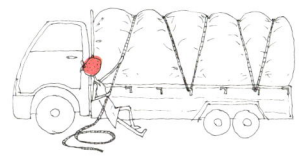

환자들과의 첫 만남은 늘 다양한 '살'에 관한 이야기로 시작된다. 예를 들면 다음과 같은 것들이다.

01 저는 하루에 세 시간씩 운동을 꼬박꼬박 해요. 그런데 왜 다리 살은 하나도 안 빠질까요?

02 특별히 몸 관리를 하는 것도 아니고 다이어트를 잘한 것도 아니긴 하지만, 그냥 숨만 쉬어도 살이 찌는 느낌이 들어요. 체중도 갈수록 늘고요. 제 몸 안에 지방을 자기 맘대로 만들어내는 공장이 있는 것 같아요.

03 왜 이렇게 먹어도 먹어도 계속 먹고만 싶은 걸까요? 특히 떡볶이랑 김치찌개 이런 음식이 계속 당기고 케이크나 아이스크림처럼 달달한 것도 끊임없이 생각나요. 살이 자꾸 쪄서 어떻게든 줄여 보려고 하는데, 하루 이틀 안 먹으면 더 먹고 싶어져요. 식욕 억제제를 먹어도 그때뿐이고…… 이러다가 약물 중독자가 되면 어떡하죠?

04 허벅지살은 얼마 전에 다른 데서 지방 흡입을 했는데 생각보다 효과가 별로 없어서, 종아리살만 일단 여기서 빼보고 잘되면 허벅지살도 생각해 볼게요.

05 복부 지방 흡입만 벌써 세 번 했는데, 그냥 그래요. 이번에는 여기서 고주파로 빼 볼까 해요.

06 어떻게 이곳은 비수술적 방법으로 살을 빼는 비용이 지방 흡입 수술보다도 비싼 거죠? 효과는 수술적인 방법보다 못할 텐데…… 수술이 무서워서 여기 온 거라고요!

07 수영을 어릴 때부터 계속해 와서 팔뚝 근육만 발달했어요. 이런 것도 줄일 수 있을까요? 근육도 줄일 수 있어요?

08 전 하루에 복근 운동만 천 개씩 하는데, 처음에는 뱃살을 한 달 만에 1인치 줄였어요. 그런데 그 다음부터는 하나도 안 줄어드네요.

09 발목이 아침부터 퉁퉁 부어 있어요. 처음에는 저녁 때 붓거나 생리 전에만 심했는데, 언제부턴가 늘 부어 있어요. 이젠 원래 이런 발목이었나 싶어요. 달리기를 못해서 요가를 하는데, 그때마다 더 붓는 건 왜 그러죠? 핫요가가 칼로리 소모에는 최고라던데, 요가 정도로는 운동 효과가 없나 봐요.

10 전 15년 전에 다리에 지방 흡입을 받았었는데, 오래 된 일이니까 별 상관없겠죠? 그런데 왜 자꾸 종아리에 살이 찌는지 모르겠어요. 결혼하고 체중이 10킬로그램 늘긴 했었지만 다 빠졌거든요, 그런데 다리 라인은 전보다 오히려 더 나빠졌어요.

11 예전이랑 똑같은 다이어트를 해도 그때만큼 살이 빠지질 않아요. 왜 그런 거죠?

12 나름 적게 먹으려고 노력하는데 살이 계속 찌네요. 그래서 너무 피곤하지만 운동을 시작했는데 운동 후에 너무 피곤해요. 운동 하면 녹초가 되고, 평소에 계속 매운 것만 먹고 싶고, 밤에 잠도 잘 못 자요.

얼핏 모두 달라 보이는 이 질문들에 대한 대답은 하나다. 바로 셀룰라이트!

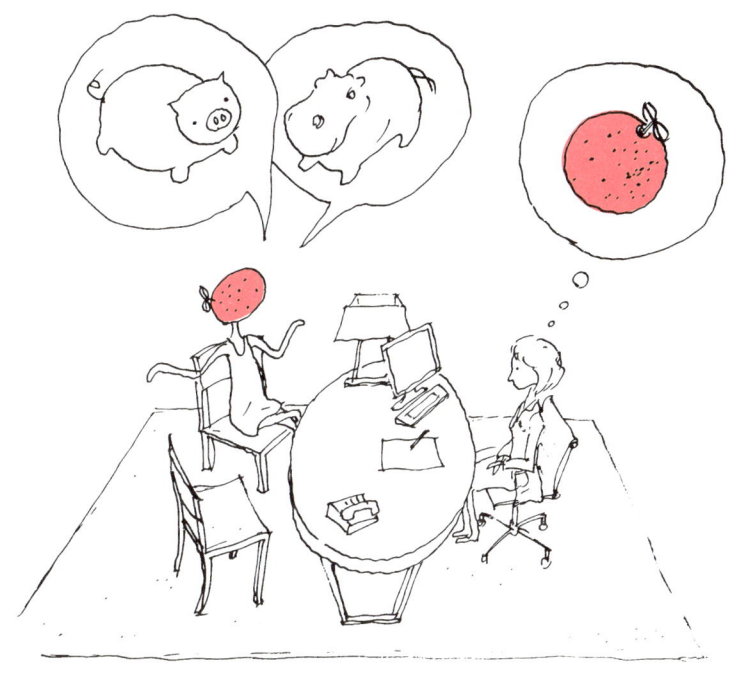

> 당신이 말씀하시는
> 그 살의 정체가 셀룰라이트입니다.

제1의 살
본래의 살, 근육

우리가 일상생활에서 말하는 살코기는 지방살이 주가 아니라 근육살이다. 엄마가 닭을 삶으면 난 늘 껍질 빼고 기름기 하나 없이 퍽퍽한 하얀 닭고기 속살만 쪽쪽 찢어서 깨소금에 찍어 먹었는데 바로 근육살이다. 우리가 알고 있는 살 중 지방살에 해당하는 것은 비곗살과 등심살에 촘촘히 박혀 있는 기름기 정도다.

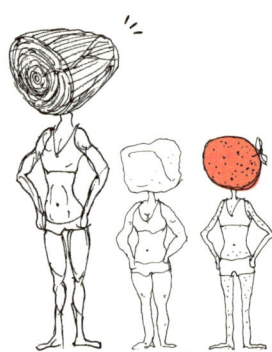

'살' 하면 보통 떠올리는
지긋지긋하고 저주스러운
덩어리들에 대한 생각은 잠시 접어두자.
아무리 가까워도 때로는 멀찍이 떨어져서
관찰할 필요도 있으니까.

01   국어사전에 등록된 살의 사전적인 정의는 '사람이나 동물의 뼈를 싸서 몸을 이루는 부드러운 부분'이며 고기를 의미한다. 확대하면 근육이나 살코기가 살에 해당한다.

02   어렸을 때 엄마를 따라 시장에 가면 단골 푸줏간이 있었다. "오늘은 돼지고기 두 근만 주세요. 비계는 빼고 순 살코기만으로요." 주인아줌마 왈 "돼지고기는 비곗살이 적당히 붙어 있어야 제 맛이지!" 엄마 왈 "애들이 비계를 절대 안 먹어서 그래요. 비계 없는 부위로 골라 주세요." 저녁 준비하기 직전 급히 집 앞 정육점에 심부름을 보내면서도 엄마는 늘 당부하셨다. "김치찌개에 넣게 돼지고기 반 근만 썰어달라고 해라. 비계 없는 부위로. 그렇게 미리 말 안 하면 순 비곗살만 준 단 말이야." 그러나 내가 "우리 엄마가요……" 하고 전해 봤자, 아저씨는 신문지에 싼 꾸러미를 건네주시며 한마디 내뱉는다. "비계 없는 돼지고기가 어딨어!" 결국 열어 보면 늘 살코기는 거의 안 보이는 비곗살뿐이었다.

03   딸아이가 처음 이유식을 시작할 때 두 살 이전에는 생선으로 흰 살 생선만 먹여야 한다고 해서 찾아보니, 흰 살 생선에는 가자미, 병어 등이 있고, 등 푸른 생선은 붉은 살 생선인데 고등어, 다랑어, 꽁치, 삼치가 있다고 적혀 있었다. 딸아이는 일주일에 두 번씩 가자미나 병어를 먹기가 지겨웠는지, 지금도 가자미, 병어라면 손도 안 댄다.

04   인턴 시절, 태백의 장성으로 한 달 동안 파견 나갔었는데, 지금은 강원랜드가 있는 그곳이다. 이제는 도로 상황도 좋아지고 변화해졌지만, 당시에는 길도 좁고 꼬불꼬불한 강원도 산골짜기 오지였다. 거기에는 탄광의 광부로 일하다가 진폐증에 걸린 사람들을 돌보는 500병상 규모의 병원만이 덩그러니 있었다.

어느 화창한 봄날 점심, 그곳 내과 과장님이 병원 근처 정육점에 달린 식당에서 고기를 사 주셨는데 난생 처음 먹어 보는 맛의 등심살이었다. 살코기 사이사이에 하얀 점 모양의 지방이 꽃잎처럼 박혀 있다 하여 꽃등심살이라고 했다. 서울에서는 이름만 꽃등심이지 별 감흥이 없었는데 이건 아예 입 안 가득히 향기가 돌았다. 소 한 마리를 잡아도 아주 소량만 나오는 귀한 부위라 여간해서 맛보기 힘들다고도 했다.

05 나 어린 시절에는 지금의 프라이드 치킨이라는 것이 없었다. 요즘은 프라이드 치킨, 양념 치킨에서 진화해 마늘 치킨 등등 굉장히 다양해졌지만, 그때는 영양센터나 호프집에서 파는 바비큐된 치킨을 아버지가 사 오시면 별식으로 먹었다. 아니면 엄마가 닭을 집에서 삶아 주셨거나. 닭을 삶으면 난 늘 껍질 빼고 기름기 하나 없이 퍽퍽한 하얀 닭고기 속살만 쪽쪽 찢어서 깨소금에 찍어 먹었다. 둘째 여동생은 그 오돌도돌 징그러운 닭 껍질 부위가 맛있다며 그것만 벗겨서 먹어댔다. 튀기거나 구운 것도 아닌 닭 껍질은 너무나 소름 끼쳤는데, 동생은 껍질이 가장 고소하고 쫄깃쫄깃하다는 것이었다.

06 모 방송 프로그램에 참여하면서 타조 고기를 맛보았다. 닭고기나 오리 같은 가금류와 달리 타조 고기는 붉은 육류 고깃살 맛이 났다. 외형상으로나 맛으로나 소고기와 다를 바가 없었다.

우리가 사랑하는 각종 동물의 살코기는 지방살이 주가 아니라 근육살이다. 앞의 예시에 등장하는 각종 살 중 지방살에 해당하는 것은 비곗살과 등심살에 촘촘히 박혀 있는 기름기 정도다. 닭고기나 오리 같은 가금류야 태고 적에는 날아다니는 새였을 테니 원래부터 지방층이 따로 발달할 리가 없다. 그래서 닭고기살을 다이어트식으로 꼽는 것이다. 즉, 살에는 근육이라는 존재가 포함되어 있는 것이다.

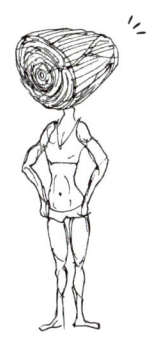

제2의 살
찌고 빠지는 살, 지방

피둥피둥, 오동통, 몽실몽실… 이들 형용사는 '살찐다'라는 말과 잘 어울린다. '살 = 지방'이라는 인식이 강하게 작용하기 때문이다. 뒤집어 말하면 살을 뺀다는 말은 지방을 제거한다는 의미이다. 그렇다면 과연 지방만 빼면 살이 빠질까?

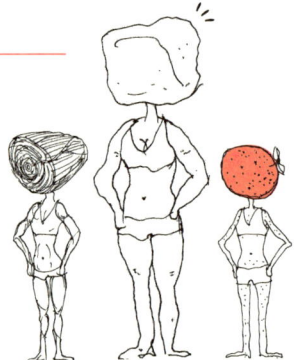

살을 찌게 하는 범인은
지방뿐일까

보통 '살찐다' 하면 당연히 지방 조직이 커지는 거라고 생각한다. 그래서 살찐다고 할 때마다 앞에 부드러운 지방의 성질을 떠올리게 하는 형용사가 함께 쓰인다. '피둥피둥' '오동통' '몽실몽실' 같은. 이 수식어들이 근육살의 느낌을 살린다고 생각해서 쓰는 사람은 아무도 없을 것이다.

(근육)살이 커졌을 때는 살쪘다고 하지 않는다. 말 그대로 근육이 커졌다거나 근육이 발달했다고 할 뿐이다.

동물의 세계에서조차 살찐다는 말은 지방질이 많아졌다는 의미다. 돼지가 피둥피둥 살쪘다 하면 비계가 많아졌다는 뜻이다. 닭장에서 못 움직이고 사료만 먹고 살찌운 닭고기가 들판에서 뛰어다닌 체격 좋은 토종닭의 살보다 부드러운 것은 지방 기름기를 많이 머금어서이다. 집에서 키우는 개가 살이 쪘다고 할 때도 지방을 의미한다.

살이 분명 근육의 의미로 쓰이는 경우가 많은데도 불구하고 살쪘다고 할 때의 살은 지방에 해당된다. 당연히 살을 뺀다는 말이 의미하는 것은 지방을 덜어낸다는 뜻일 것이다. 그런데 과연 살을 찌게 하는 범인과 빼야 하는 대상은 지방뿐일까?

제3의 살
도대체 안 빠지는 병들고 늙은 살, 셀룰라이트

세포와 세포 사이를 채우고 있는 점액상태의 물질을 바탕질(matrix)이라고 한다. 이 비탕질은 흔히 '피하지방층'이라고 부르는 층에 많이 자리하고 있다. 그런데 만약 피하지방층에 포진한 바탕질이 커지면서 찐득찐득해지거나 딱딱하게 굳게 된다면? 살이 같이 부풀어 오르고 찐득찐득해지거나 딱딱해지지 않을까? 당연히 바탕질에 변성이 생기면 곧 살에 변성이 오고, 변성된 바탕질이 자리 잡고 있으면 원치 않는 군살이 붙게 된다. 이것이 바로 셀룰라이트다.

절망의
다이어트

요즘 제일 잘 나간다는 청담동의 핫 플레이스에서 여자 둘이 수다를 떨고 있다.

"어머, 너, 얼굴 핼쑥해졌다. 몇 킬로나 뺐어? 뭐 한 거니?"

"체중이 2킬로그램 준 건 맞는데 사이즈는 하나도 안 빠졌어. 안 움직이고 굶어서 뺐더니 얼굴살이랑 근육만 빠졌나 봐. 새로 산 스키니진을 입는 걸 목표로 한 건데 꽉 끼는 게 그대로야. 문제는 더 이상 빠지지도 않아. 해독주스만 마시며 빼서 그런가. 다음에는 바나나로 바꿔 볼까? 저번에는 좀 뺐다가 요요가 오긴 했지만 덴마크식 다이어트가 그나마 나았던 거 같아. 그걸 다시 해볼까? 간헐적 단식은 해도 금방 금방 빠지는 건 아니라며?"

안 움직이고 굶어서 체중이 줄었다고, 원하는 사이즈만큼 안 빠졌다고, 근육살이 빠진 것으로 단정 지을 수 있을까? 굶었다니까 일단 수분이 빠져나갔을 것이고, 근육이 약해지거나 근육양이 줄 수도 있었겠지만 저장해 두었던 지방도 조금은 꺼내 썼을 것이다.

그런데 체중이 2킬로그램이 줄었다는데 왜 허벅지 사이즈는 꿈쩍도 안하고 그대로일까? 그것은 허벅지살은 안 빠졌다는 얘기이며, 굶어도 반응하지 않는 그 살의 정체는 지방도, 근육도 아닌 제3의 살일 가능성이 있다. 지금까지 별의 별 다이어트 법으로 빠지지 않았던 그 허벅지살은 셀룰라이트이기 때문인데, 셀룰라이트는 굶어서는 잘 빠지지 않는다. 오히려 상태가 더 나빠지기도 한다.

해독주스에는 해독해 주는 성분들도 물론 듬뿍 들어 있겠지만 많이 마실 경우 (특히 과일이나 당근 등이 포함되어 있다면 종이컵으로 한 잔 이상), 결국 설탕물과 별반 다르지 않다는 것을 명심해야 한다.

'살'이라고 할 때 근육을 뜻하기도 하고 지방을 뜻하기도 하지만, 둘 다 살의 사전적 정의인 몸의 뼈를 감싸고 있는 부드러운 부분임에는 틀림없다. 따라서 살을 '근육살'과 '지방살'로 나누어 볼 수 있다.

셀룰라이트의 원천은 지방인가?
바탕질의 변성으로 만들어지는 살,
셀룰라이트

그렇다고 살을 이루고 있는 요소가 근육과 지방이 전부일까? 모두가 알다시피 우리 몸은 세포로 이루어져 있다. 그런데 이 세포와 세포 사이를 채우고 있는 점액상태의 물질은 바탕질(matrix)이다. 세포가 물고기라면 바탕질은 바다에 해당한다. 부피도 엄청나다. 바탕질의 상당 부분을 구성하는 수분은 12리터 정도로 전체 체중의 약 16퍼센트에 해당한다. 바탕질의 역할도 절대적이다. 모든 세포의 대사에 필요한 활동이 바탕질을 통해 이루어진다. 물 없이 물고기가 살 수 없듯이 바탕질 없이 세포가 생존할 수 없다. 혈액을 통해 옮겨진 산소와 영양소도 일단 바탕질을 거친 다음 세포로 전달된다. 이 바탕질에 이상이 생기면 주변의 세포도 정상적으로 생존할 수 없는 것이다.

한 가지 더! 바탕질은 우리가 흔히 '피하지방층'이라고 부르는 층에 더 많이 자리 잡고 있다. 이름 때문에 '피하지방층'에는 지방만 있다고 오해하는 경우가 많지만 사실 이 부위에는 바탕질이 지방세포 사이를 메우고 있다. 아니 바탕질 사이에 지방세포가 자리 잡고 있다고 하는 것이 더 정확한 표현이다. 살을 이루는 요소에는 흔히 생각해 온 근육, 지방 외에도 바탕질이라는 존재가 있었던 것이다.

그런데 만약 피하지방층에 자리 잡고 있는 이 바탕질이 커지면서 찐득찐득해지거나 딱딱하게 굳게 된다면? 살이 같이 부풀어 오르고 찐득찐득해지거나 딱딱해지지 않을까? 당연히 바탕질에 변성이 생기면 곧 살에 변성이 오고, 변성된 바탕질이 자리 잡고 있으면 원치 않는 군살이 붙게 된다. 이것이 바로 셀룰라이트다.

지방이 증가했을 때도 바탕질이 변성될 수 있지만 지방과 상관없이도 발생한다. 바탕의 변성이 일어나면 살찐 것으로 보인다. 이것이 바로 근육과 지방에 이어 제3의 살이라 할 수 있는 '셀룰라이트', 즉 '바탕살'이다. 단순히 지방이 늘어나서 생긴 것이 아니라 바탕이 되는 부분의 변성을 동반하여 생긴 살이므로 당연히 굶는다거나 운동을 해서는 빠질 리가 없다. 오히려 굶거나 잘못된 운동을 하면 바탕질의 변성은 더 악화되기 쉽다. 해결 방법은 바탕 그 자체의 변성을 바로 잡는 것이다.

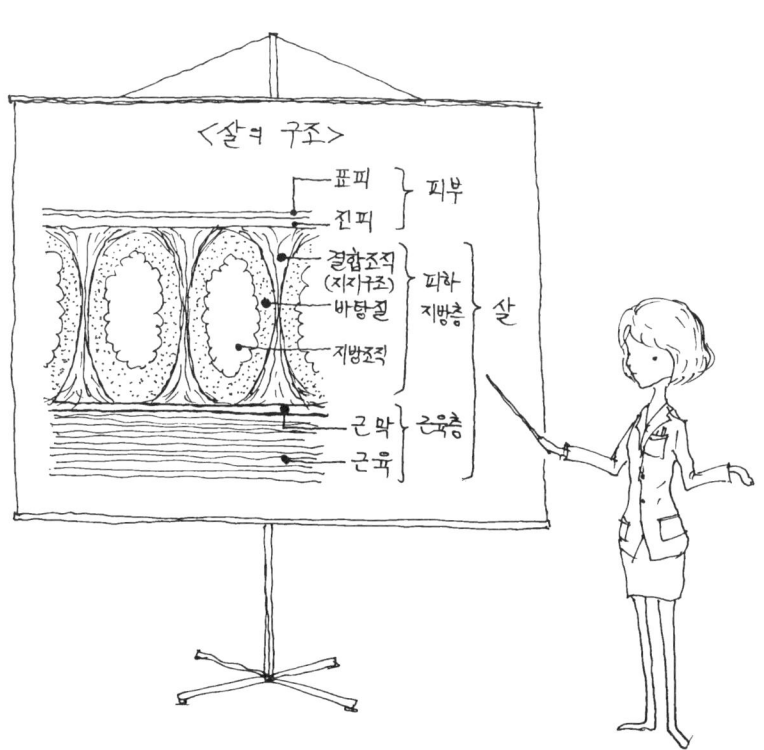

바야흐로 바탕질!

바탕이 깨끗한 상태란 독소가 없고 노폐물이 없고 맑은 물과 같은 상태다. 물이 맑으려면 잘 흘러야 하고 잘 흐른다는 것은 신진대사, 즉 자정능력이 좋다는 의미이다. 혈액 림프 흐름이 좋아야 함은 물론이고 바탕질이 깨끗한 상태여야 혈액 림프 기능도 원활할 수 있는 것이다.

당신이 모르고 있는
살 찌는 비밀

바탕질은 모두에게 너무 생소한 단어다. 하지만 '바탕질'이라는 단어는 쓰이지만 않을 뿐 공기처럼 늘 우리 곁에서 맴돌고 있는 존재다.

피하지방층에서 중요한 것은 지방일까 바탕질일까? 지방세포는 에너지의 저장소로서 여러 가지 역할을 한다. 바탕질은 이러한 지방세포를 살아가게 하는 바탕이 되는 물질이다. 그래서인지 피하지방층의 모든 문제를 지방세포의 많고 적음의 문제로 취급하는 경향이 있다. 그러나 지방세포가 살아갈 수 있는 필수적인 환경인 바탕에 이상이 생기면 지방세포도 제대로 기능하기 어렵다. 다시 말해 지방세포가 잘 분해되지 않아 지방으로 인해 찐 살도 잘 안 빠진다. 그리고 바탕질 자체의 변성이 지방과는 상관없는 살을 만들어내는데, 이것이 바로 바탕질에 찐 살, 즉 셀룰라이트의 정체다.

몇 년 전부터 해독 열풍이 불고 있지만 정작 의료계에서 시큰둥해 하는 것은 독소라는 것이 우리 몸에 머무르는 메커니즘이 모호하기 때문이다. 이것도 바탕질의 존재를 인식하면 명쾌하게 풀어낼 수 있다. 해독을 하면 살이 빠진다는 것은 바탕질을 빼놓고서는 설명할 수가 없다. 독소나 노폐물이 우리 몸에 쌓이는 곳은 피하지방층, 그 중에서 주로 '바탕질'이다. 해독되어야 할 대상은 바로 바탕질, 그 자체인 것이다.

바탕질은 간질(間質)이라고도 하는데, 간질은 세포 사이에 있는 바탕물질이라는 뜻이다. 즉, 바탕질은 생명 활동의 바탕이다. 바탕질은 피하지방층을 이루는 구성물질이며, 그야말로 바탕에 해당되는 것이다.

일상생활에서 숨어 있는 바탕질에 찐 살, 즉 셀룰라이트를 찾아보자.

01 몸이 붓는다. → 피하지방층이 붓는다(바탕질에 수분이 꽉 차 있다).

02 독소를 빼야 살이 빠진다.
    → 바탕질에 차 있는 독소를 빼야 바탕살(셀룰라이트)이 줄어든다.

03 오늘따라 얼굴빛이 안 좋아 보인다.
    → 오늘따라 살갗 밑의 바탕질 상태, 즉 바탕 상태가 안 좋다.
    → 오늘따라 얼굴살의 바탕 상태가 더러워 보인다.
      바탕질에 노폐물이 쌓여 있나 보다.

04 아무리 굶어도 살(셀룰라이트)이 안 빠져서 미치겠다.
    → 굶는다고 해서 바탕질이 순환되지도 않을 뿐더러 바탕질에 쌓여 있는
      독소나 노폐물을 에너지원으로 사용하지는 않는다.

05 손목을 많이 사용했더니 손목이 두터워졌다.
    → 손목을 많이 사용했더니 손목 근육이 발달했다. (×)
    → 손목을 많이 사용했더니 손목 주변 인대에 무리가 와서 염증이 생겨
      바탕질이 지저분하게 증가하였고, 바탕살(셀룰라이트)이 손목 주변에
      많이 쌓였다. (○)

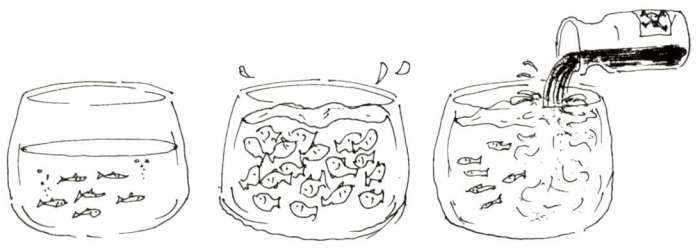

어항을 떠올려 보자. 물고기들이 헤엄쳐 다니고 있다. 여기서 물은 바탕질, 물고기는 지방세포, 어항은 피하지방조직에 해당된다. 즉 피하지방층은 크게 '바탕질 + 지방세포 + 기타'라고 볼 수 있다.

그런데 우리가 일반적으로 생각하는 피하지방층은 물고기가 꽉 찬 어항, 즉 두 번째 그림에 해당된다. 어항에 물이 안 보일 정도로 물고기가 꽉 찰 수도 있지만, 그건 그야말로 보기 힘든 일 아닌가?

물고기가 커지거나, 물고기 수가 더 많아져도 어항이 넘치겠지만, 더 쉬운 방법이 있다. 어항에 물을 넣으면 어항물은 넘치기 마련이다. 거꾸로 어항물이 넘치면 물을 퍼내도 되지만, 물고기를 건져 내도 어항물의 부피는 줄어든다(그 유명한 유레카!).

같은 논리로 물고기의 배설물이 많아져도 어항물이 지저분해지겠지만 더러운 물을 부어도 마찬가지일 것이다. 피하지방층의 바탕질이 더러워진다는 것은 어항물이 지저분해진다는 것이며, 곧 셀룰라이트(바탕살)가 만들어지고 있다는 뜻이다.

바탕이 깨끗해야
아름답다

바탕이 깨끗한 상태란 독소가 없고 노폐물이 없고 맑은 물과 같은 상태다. 물이 맑으려면 잘 흘러야 하고 잘 흐른다는 것은 신진대사, 즉 자정능력이 좋다는 의미이다. 혈액 림프 흐름이 좋아야 함은 물론이고 바탕질이 깨끗한 상태여야 혈액 림프 기능도 원활할 수 있는 것이다.

지방이 과다하게 축적되어도 셀룰라이트가 생길 수 있는데 이때도 종국에는 바탕질에 변성이 발생한다. 지방 축적과 상관없이 바탕질 그 자체의 변성으로 발생하는 것을 섬유성 셀룰라이트라고 하는데, 셀룰라이트가 진행되면서 살이 찐득찐득해지거나 탄력이 떨어지거나, 딱딱한 결절이나 멍울이 잡히거나 흐늘흐늘해진다. 이것은 바탕질이 원래 정상의 물과 같은 상태에서 찐득하게 나빠져 가는 현상과 일치한다.

살 속에서 시작된 섬유화는 여간해서는 멈추지 않는다. 섬유화된 조직은 어느 사이인가 비가역적인 상태, 즉 돌이킬 수 없는 상태에 이를 수도 있음을 간과해서는 안 된다.

섬유화가 뭐죠?
옷감이랑 상관이 있는 건가요?

실제로 모 잡지사의 기자가 인터뷰 도중 이런 질문을 던졌다. "섬유화가 뭐죠? 옷감이랑 상관이 있는 건가요?"

섬유화란 조직이 망가져 재생이 이루어져야 하는 과정에서 제대로 아물지 않고 반흔 조직을 남기며 엉겨 붙는 것을 말한다. 오래된 나무가 부러지거나, 크게 패였을 때 넘어지지 말라고 시멘트로 보강하는 경우가 있는데, 이 시멘트에 해당하는 것이 섬유화이다. 그 자리를 메우되, 본래 기능과는 상관없는 조직으로 '땜빵'이 되는 상태라고 할 수 있다. 그래서 섬유성 셀룰라이트가 가장 치료하기 힘든 셀룰라이트에 해당한다.

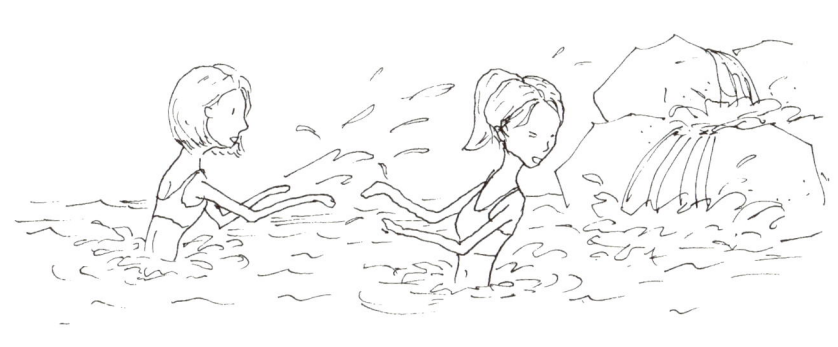

> 바탕질의 상태가 나빠진다는 것은
> 늪과 같은 상태로 진행된다는 뜻이다.
> 질척하고 찐득한 곳에서는 아무것도 살 수 없다.

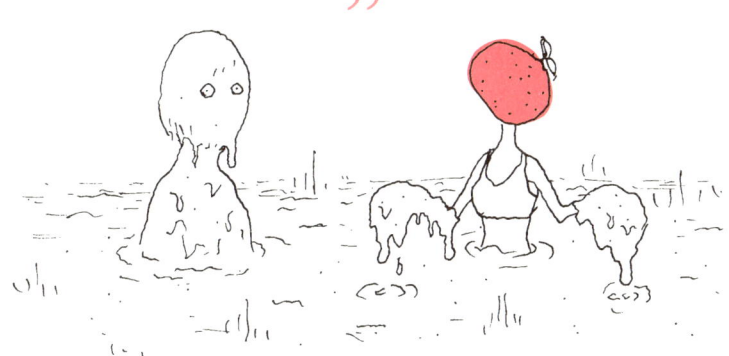

이제는
제3의 살에
관심을 가질 때

제3의 살인 셀룰라이트에 무지한 사람들은 온전히 근육살과 지방살만을 염두에 두고 날씬한 몸매를 만들기 위해 분투하고 있을 것이다.

근육과 지방으로만 이루어졌던
삶의 미적 기준들

아름다움을 향한 갈망은 허영과 사치스러움이 아니라 생존과 종족 보존의 본능과 직결된다. 공작새의 날개는 수컷이 암컷을 유인해 짝짓기를 하기 위한 수단이며, 수컷 사자의 탐스러운 갈기 또한 암사자들을 거느리기 위한 장치다. 움직일 수 없는 식물조차 화려한 꽃으로 벌과 나비를 유인하여 씨를 퍼뜨린다.

본능적인 아름다움은 생존과 번식을 위한 아름다움이며 건강한 아름다움이다. 따라서 아름다움이란 주어진 환경에서 살아남을 수 있는 조건이기도 하다(그래야만 한다).

시대마다 바뀌는
미의 기준

시대에 따라 미의 기준이 바뀌면서 살의 이상적인 상태에 대한 인식도 바뀌어 왔다. 석기시대에는 먹는 자가 곧 살아남는 자였기에, 척박한 환경에서도 자손을 많이 생산할 수 있는 풍만한 몸매의 여인이 미인으로 여겨졌다. 그 증거가 구석기 시대 유적인 빌렌도르프의 비너스이다.

고대 그리스 시대에는 탄탄하고 단련된 몸을 아름답게 여겼다. 전쟁에서 살아남으려면, 적어도 방패 안에 몸을 숨길 수 있을 정도의 다부진 몸과 민첩성을 갖추는 것이 필수였기 때문이다.

로마 시대를 지나면서 가톨릭의 영향으로 작은 가슴과 엉덩이를 가진 '금욕적인' 여자가 미의 기준이 되었다. 중세 시대에는 납작한 몸매가 미의 기준으로 이어졌다. 종교전쟁이 잦았기 때문에 미의 기준이 종교적 관점에 좌우지되는 것은 당연한 일이었다. 즉 여성스러운 풍만한 몸매는 죄악과 같았다.

르네상스 시대로 접어들면서 다시 풍만한 몸매가 각광받게 되었다. 봉건 질서가 무너지고, 종교의 시대에 대한 반발로 그동안 억눌렸던 쾌락과 낭만이 넘쳐 나게 되었다. 봉긋한 가슴과 터질 듯한 허벅지, 동그란 모양의 턱 선을 가진 여인이 사랑받았다. 보티첼리의 그림에 등장하는 아프로디테와 비너스는 날씬하면서도 강건했고, 렘브란트와 르누아르, 루벤스의 작품에 등장하는 여성들은 보다 강한 골격과 더 많은 지방질을 가진 풍만한 모습을 보인다. 비만하진 않되 지방이 풍부한 몸집은 모성과 부드러운 여성성 그 자체였다.

산업혁명과 프랑스혁명 이후 몸은 노동활동, 기능성, 정확성, 조화로움을 표현하기 시작했다. 과거 르네상스의 모성적 여성성은 사라지고 이제 집에서 아이를 낳고 살림만 하던 여성들이 사회에 진출하게 되었다. 기계를 다루기에 편한 공장 유니폼이 어울리는 몸매가 아름답게 느껴졌을 것이다. 르네상스 시대의 풍만한 몸매가 아닌 더 적은 지방질을 지니되, 마른 여성을 찬미하던 중세의 미인상과는 다른 엉덩이와 가슴이 발달한 몸매가 사랑받게 되었다. 그런 몸매는 오늘날의 우리에게도 좀 더 친숙하고 반가운 이미지이다. 지금의 대중적인 다이어트도 이때부터 시작된 것이다.

1940년대에는 출산의 중요성이 대두되면서 글래머러스한 몸매가 다시 각광받았지만, 1950년대 이후에는 미니멀리즘 열풍으로 모델 트위기(Twiggy) 같은 깡마른 몸매가 인기를 얻었다. 요즘 대한민국의 기준은 어떠한가? 적당한 근육과 탄력 있는 몸매에 부드럽고 굴곡진 여성적 곡선이 대세인 듯하다.

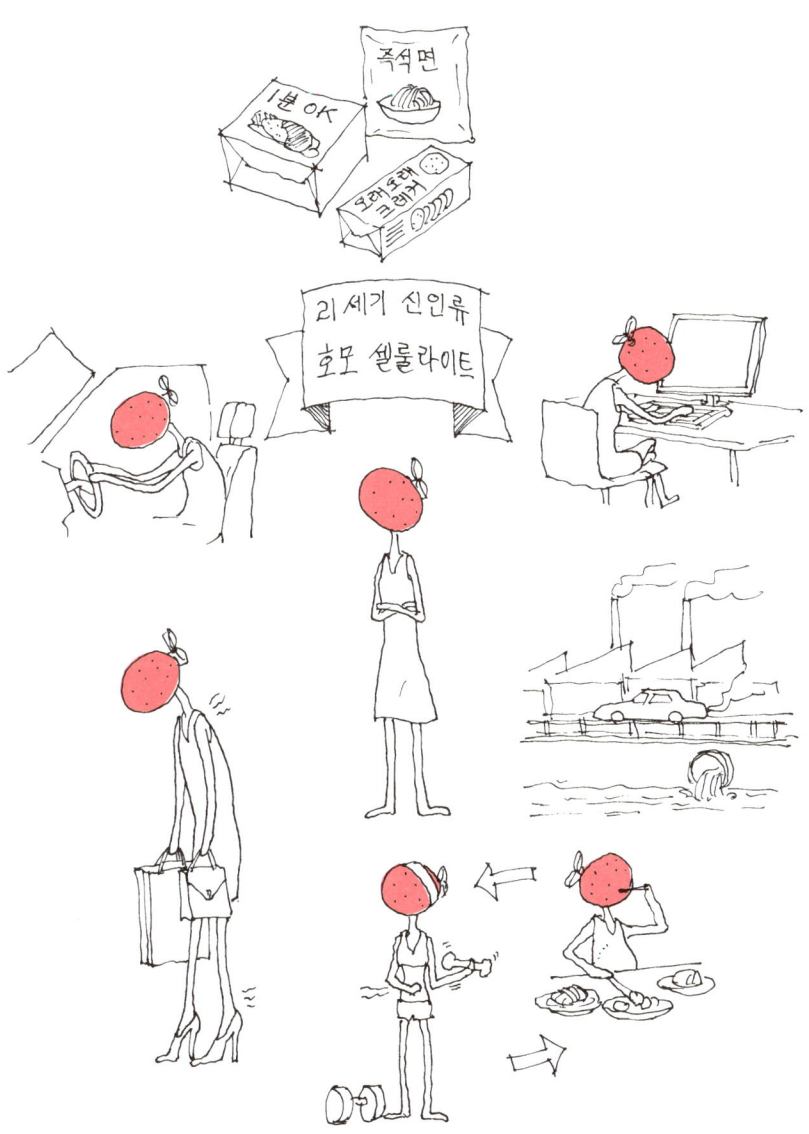

제3의 살,
셀룰라이트는 언제부터?

이런 흐름을 살펴보다 보면 이상적인 살의 상태란 오로지 근육과 지방의 비율에 관한 문제로 보인다. 특히 지방이 많으냐 적으냐의 문제에 가깝다. 제3의 살인 셀룰라이트의 존재에 무지한 사람들은 온전히 근육살과 지방만을 염두에 두고 날씬한 몸매를 만들기 위해 분투하고 있을 것이다. 그렇다면 병들고 늙은 살, 셀룰라이트는 언제부터 인식되기 시작한 것일까?

셀룰라이트는 산업혁명 후에 생긴 다이어트 열풍과 함께 등장했다. 18세기 산업혁명 후 불어 닥친 다이어트 열풍은 일반 시민이 살아남기 위한 생존 전략이자 존재감의 반영이라 할 수 있다. 다이어트의 시작, 밤에도 일하는 라이프스타일의 변화, 갑자기 확산된 환경오염은 바탕질의 변화를 가속시켜 셀룰라이트의 발생을 부추겼다. 건강을 해치는 혹독한 다이어트 외에도 여성들은 풍만한 엉덩이에 잘록한 허리를 강조하기 위해 코르셋으로 힘껏 조이고, 가슴을 크게 보이기 위해 패드를 덧대 브래지어를 착용했는데, 이런 행위 모두가 셀룰라이트를 조장하는 것이었다.

셀룰라이트가 현대 이전의 여성에게도 발생했을 수 있으나 그 발생 기전으로 보아 최근에 급증했을 가능성이 높다. 현대에 오면서 공공장소에서 여성들이 몸매를 노출하는 경우가 더 많아짐에 따라 잘 빠지지 않는 군살이면서 피부를 울퉁불퉁하게 보이게 하는 셀룰라이트는 더욱 관심의 대상이 되었다. 똑같이 코르셋을 착용해 허리와 복부 주변에 셀룰라이트가 생겼다고 해도 빅토리아 시대 여성들은 옷으로 꽁꽁 감추고 다녔으니 그리 문제가 되지 않았을 것이다. 하지만 요즈음에는 셀룰라이트가 잘 생기는 팔뚝이나 허벅지를 노출하는 경우가 허다하다. 셀룰라이트가 지방 때문이라고 오해한 여성들은 무리한 다이어트와 잘못된 시술로 셀룰라이트는 해결하지 못한 채 몸만 더 망치는 결과를 낳기도 한다.

Inner Beauty와
Outer Beauty의 집결점, 셀룰라이트

셀룰라이트는 현대 여성들이 안고 있는 고민거리지만 그에 대한 올바른 정보는 고민의 크기에 비해 턱없이 부족하다. 셀룰라이트를 단순히 미용의 문제로 보는 사람들이 대부분이지만, 이 제3의 살이 병들어서 생긴 것이라는 점을 인식한다면 이를 올바로 해결하는 것은 미용 문제를 넘어 건강함을 되찾는 중요한 활동이라는 것을 이해할 것이다.

오늘날 많은 사람들이 외적 아름다움을 가꾸기 위해 노력한다. 과도한 성형과 다이어트 후유증들이 사회 문제로 언급될 정도로 과열되고 있다. 반면 현대의 오염되고 각박한 환경에서 몸을 정화시키고 젊음을 유지하려는 움직임도 이에 못지 않다. 외적인 아름다움과 내적인 아름다움을 찾고자 하는 사람을 위해 활동하는 의사들은 미용성형과 피부미용시술에 종사하는 그룹과 해독, 호르몬 치료, 통증 치료, 올바른 식이요법 등에 관심을 갖고 있는 그룹으로 나뉜다. 외적인 아름다움은 내적인 아름다움이 전제되어야 하고, 내적인 아름다움은 외적인 아름다움으로 표출되는 것이지만 이 두 분야는 서로에게 그다지 관심이 없는 것처럼 보일 때가 많아 안타까울 때가 있다.

셀룰라이트는 흥미롭게도 외적인 아름다움과 내적인 아름다움 모두와 연관되어 있다. 셀룰라이트는 살을 이루고 있는 여러 요소, 즉 바탕질, 근육, 지방을 비롯해 혈관과 림프에 이르기까지 총체적인 변성의 결과이므로 이를 치료하기 위해서는 내적인 아름다움을 회복하지 않으면 안 된다. 이보다 현재의 시대적 상황과 절박함을 담고 있는 문제가 또 있을까?

결국 바탕 미인이 진짜 미인이다.

PART 02
제3의 살

네 장의
에이스 카드

01
셀룰라이트를 획득하는 네 번의 찬스

02
그녀의 발목은 원래부터 통뼈였을까?

03
장을 통해 침투하는 독소

04
여성성의 시작, 하지만

05
네 장의 에이스 카드들의 음모

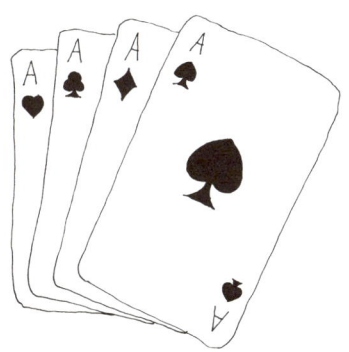

셀룰라이트를
획득하는
네 번의 찬스

바탕살을 불어나게 만드는 네 장의
막강한 에이스 카드를 소개한다.
1. 비만
2. 여성호르몬
3. 근육 과사용
4. 새는 장 증후군
카드이다.

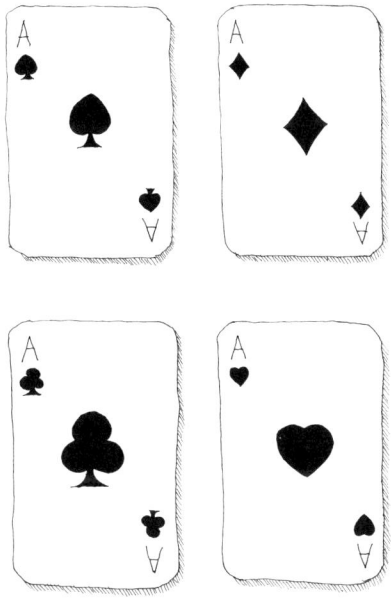

셀룰라이트의 주범인 바탕살을 없애기 위해서는, 그것이 생기게 된 원인을 확실히 짚고 넘어가야 한다. 셀룰라이트가 몸에 많아졌는데 막연히 "살을 빼야지. 먹는 양을 줄여야지. 운동을 더 열심히 해야지" 하는 마인드로는 아무것도 얻을 수 없다. 오히려 혹 떼려다가 혹 붙이는 격, 불 난 집에 부채질하는 꼴만 날 수 있다. 바탕살의 원인은 무척 다양하지만 그 중에서도 에이스급이 있다. 이들만 잘 피해도 셀룰라이트를 예방하고 치료하는 데 효과를 볼 것이다.

앞으로 소개할 네 장의 에이스 카드 중 한 장의 카드만 있어도 당신은 셀룰라이트 획득 게임에서 승리하여 찐득찐득, 흐늘흐늘, 푹신푹신, 울퉁불퉁한 셀룰라이트 살덩어리를 왕창 얻을 것이다. 바탕살을 불어나게 만드는 이 네 장의 막강한 에이스 카드는 '비만', '여성호르몬', '근육 과사용', '새는 장 증후군' 카드이다.

1 비만이 부르는 셀룰라이트
비만 카드

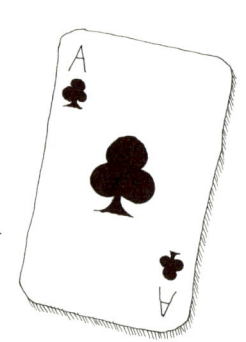

당연히 '비만'이 에이스 카드에 속해 있으리라 예상했겠지만 중요한 것은 네 가지 에이스 카드 중에 한 가지에 불과하다는 사실이다. 이 카드를 못 뽑았더라도, 다른 세 가지 중 하나만 뽑아도 셀룰라이트를 획득할 수 있다.

비만으로 축적된 지방 덩어리들이 변성되는 동안 주변의 깨끗한 액체 같은 상태의 바탕질을 더럽혀 셀룰라이트를 만들어내는 경우를 말한다.

지방 덩어리가 지나치게 축적되면 주변의 순환을 방해하고 바탕질을 지저분하게 만들기 때문에, 지방도 땡땡 붓고 미세순환 정체가 일어나 바탕질에도 수분 저류가 일어나면서 셀룰라이트가 악화된다. 다시 말해 많이 먹고 적게 움직이는 행위만으로도 바탕질은 충분히 지저분해지면서 장마철 하천에 물 불어나듯 살이 불어나게 된다. 문제는 이러한 비만 때문에 생기는 지방성 셀룰라이트와 다른 기타 셀룰라이트를 구별해서 생각하지 못한다는 것이다. 또한 단순히 지방이 많이 축적된 상태인 지방증과 셀룰라이트는 엄연히 다른 것이다.

2 체형 틀어짐으로 셀룰라이트가 생긴다
근육 과사용 카드

다리를 꼬고 앉는 버릇이나 뒤뚱뒤뚱 걷는 습관 등으로 인한 '근육의 마모와 변형'만으로도 셀룰라이트 획득이 가능하다. 이것은 근육 조직이 과도하게 사용되어 변성·염증이 일어나고, 이 영향으로 주변 피하층의 바탕질까지 변질돼 셀룰라이트가 만들어지는 경우이다.

지방은 저장 기능을, 근육은 움직이는 기능을 담당한다. 근육 기능에 변형이 일어나면 근육을 싸고 있는 근막에 염증이 발생하고, 근막에 바로 접해 있는 지방층의 바탕질까지 변성이 일어나 셀룰라이트가 생긴다. 체형의 비틀림으로 인대나 힘줄 등에도 변성이 진행될 수 있으며, 마찬가지로 바탕질의 변성으로 진행되어 바탕살이 불어나게 된다.

근육의 기능에 문제가 생겨서 발생한 바탕살은 겉보기에는 지방이 커져서 생긴 살집과 구별이 잘 안 되기 때문에 엉뚱하게 굶거나 많이 움직여서 살집을 줄이려는 시도를 하게 되는데, 이렇게 되면 오히려 바탕살이 마구 불어날 수도 있다. 왜냐하면 근육의 움직이는 기능에 문제가 생겨서 발생하는 셀룰라이트는 특정한 근육 조직을 너무 많이 사용하여 발생한 마모와 변성에 따른 염증 반응, 즉 근육 조직의 과사용과 오용에서 비롯되는데 근육을 더 많이 사용해 버리면 더 망가지게 되어 셀룰라이트는 더 악화된다.

굶는 경우 또한 마찬가지이다. 그렇지 않아도 바탕질의 결합 및 지지 기능이 떨어져 있는데, 굶어버리면 재생력이 더 약해져서 바탕질이 더 망가지고 근막, 힘줄 같은 근육 조직의 재생력도 나빠짐으로써 움직이는 기능이 회복이 안 돼 결과적으로 셀룰라이트가 더 악화된다.

3 독소와 노폐물이 배출되지 않고 흡수된다면
새는 장 증후군 카드

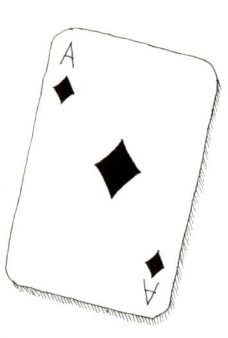

일일 섭취량 1,200~1,500킬로칼로리를 지켜서 먹는다 하더라도 아무거나 막 흡수하는 '새는 장 증후군'이 있다면 바탕질에 독소와 노폐물이 주체할 수 없이 쌓여서 셀룰라이트가 생기기 십상이다.
지방 세포의 변성(비만), 근육 조직의 변성(근육 과사용) 없이, 바탕질 자체를 오염시킴으로써 셀룰라이트를 만들어내는 막강한 카드이다.

4 여자라면 누구나 셀룰라이트에서 자유로울 수 없다
여성호르몬 카드

때로는 '여자'라는 이유만으로 셀룰라이트 획득 게임에서 승리할 수 있다.
셀룰라이트 얘기가 나오면 자기와 전혀 상관없는 것처럼 구는 남자들도 웃기지만(남자도 얼마든지 셀룰라이트가 생길 수 있다. 남자라고 바탕질에 노폐물이 안 쌓이고 배기겠는가!) 그런 지저분한 살들은 뚱뚱하고 게으른 사람에게나 생기는 것인냥 빈정대는 여자들은 정말이지 어이가 없다. 여자라면 누구든지 셀룰라이트를 갖지 않고는 배길 수 없기 때문이다. 여성의 상징인 여성호르몬이야말로 셀룰라이트를 만들어내는 네 가지 핵심 인자 중 한 가지이기 때문이다. 즉 여성호르몬이 활발히 분비되는 동안은 어떤 여자도 셀룰라이트에서 자유로울 수 없다.
여성호르몬은 지방을 생성하고 지방 부종을 불러온다. 즉 여성호르몬이 넘쳐나는 사람은 많이 먹지 않아도 지방성 셀룰라이트를 갖게 된다.
비만 카드 말고는 모두 생소한 이야기로 들릴 수 있겠다. '근육 과사용', '여성호르몬', '새는 장 증후군' 카드에 대해 좀 더 알아보도록 하자.

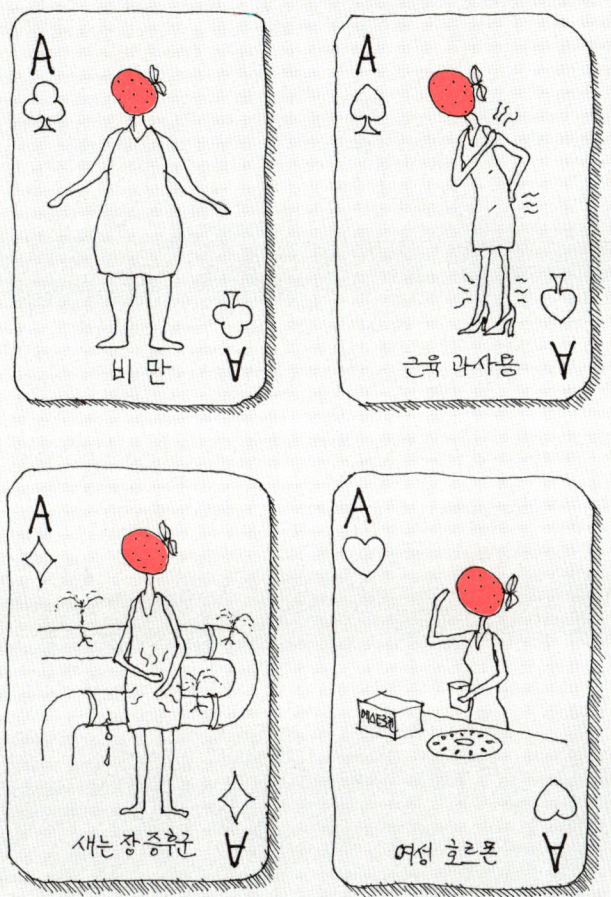

그녀의 발목은 원래부터 통뼈였을까?

앙상한 발목에 복사뼈가 잘 드러나 있는 것은 모든 여성의 로망이자 건강의 상징이다. 몸 전체가 잘 정렬되어 있는 바른 체형이어야 발목이 앙상할 수 있다. 또한 정맥 림프 순환이 좋아야 부종 없이 발목이 앙상할 수 있다. 발목에 영향을 미치는 발목 위 신체의 어떤 부위라도 잘못 정렬되어 있다면 발목이 한쪽으로 치우쳐 그 부위에 섬유성 셀룰라이트와 부종이 생기게 된다.

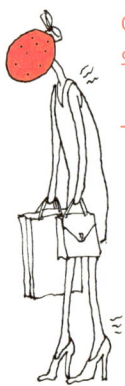

흔히 지방의 변성으로 셀룰라이트가 발생한다고 생각하지만 근육 조직에 변형이 생겨서 셀룰라이트가 생길 수 있다는 사실은 잘 모른다(실제로 셀룰라이트가 발생하는 부위가 지방층이기 때문일 것이다). 셀룰라이트는 엄밀하게 얘기해서 피하지방층에 위치하는 바탕질에서 발생하는 것이며, 이 바탕질은 근육을 싸고 있는 근막과 바로 접해 있다. 따라서 지방 조직에서 변성이 생겨서도 그렇지만 근육 조직에서 변성이 생겨도 당연히 셀룰라이트가 발생할 수 있다. 심지어는 '지방과 근육 중 어디에 문제가 생길 확률이 높은지' 따져 보면 당연히 근육이 더 높다! 지방과 달리 근육 조직은 움직여서 기능을 나타내는 조직이므로 수많은 문제가 일어날 수 있다. 반면에 지방의 문제는? 단 하나, 에너지가 지방으로 저장되어 과도하게 부풀어 오르는 것이다.

근막, 힘줄의 망가짐이
셀룰라이트로 나타난다

근육 조직은 기능에 따라 근육, 힘줄(인대), 근막으로 나눌 수 있다. 근육은 힘줄과 연결돼 뼈에 부착된다(힘줄은 뼈와 근육을 연결하는 조직이고, 인대는 뼈와 뼈를 연결하는 조직이다). 이러한 근육 조직을 감싸고 있는 것이 근막이다. 근막은 근육에 비해 손상되기 쉬운 만큼 염증도 자주 일어난다. 또한 늘어나고 줄어드는 근육과 달리 근육과 뼈를 연결하는 힘줄은 고정된 길이를 유지하기 때문에 근육이 수축된 상태에서 무리한 힘이 가해지면 염증이 생기기 쉽다. 따라서 근막과 힘줄에 상처를 주는 행위, 근육을 과도하게 사용하는 운동이나 잘못된 자세로 근육에 스트레스를 줌으로써 근육 조직이 너무 많이 사용돼 닳게 되면, 변성이 일어나 주변 지방 조직의 바탕질까지 지저분하게 만든다. 이것이 바탕살, 즉 셀룰라이트이다. 근육 조직의 염증이 만들어내는 셀룰라이트는 몸의 어디에나 생길 수 있지만, 그 중에서도 발목이 가장 대표적이다.

발목에 뭉친 셀룰라이트살을 빼겠다고
다이어트를 하는 것만큼 미친 짓이 없다

앙상한 발목에 복사뼈가 잘 드러나 있는 것은 모든 여성의 로망이자 건강의 상징이다. 옛말에 '발목 두꺼운 며느리 들이지 말라'고 했다. 이런 기준으로 보았으면 필자 역시 시집을 못 갔을 것이다.

몸 전체가 잘 정렬되어 있는 바른 체형이어야 발목이 앙상할 수 있다. 또한 정맥 림프 순환이 좋아야 부종 없이 발목이 앙상할 수 있다. 발목에 영향을 미치는 발목 위 신체의 어떤 부위라도 잘못 정렬되어 있다면 발목이 한쪽으로 치우쳐 그 부위에 섬유성 셀룰라이트와 부종이 생기게 된다. 여기에 잘못된 걸음걸이와 생활 습관은 결국 발바닥에 올바른 힘을 못 싣게 해 발목 주변에 지속적인 염증을 일으킨다.

이미 발목이 셀룰라이트로 둘러싸여 뭉툭해져 있다면, 그리고 발목이 틀어진 게 눈으로 확연히 보일 정도라면, 이미 변형이 오랫동안 진행되어 온 것이므로 바로잡기가 쉽지 않다. 해결책을 제시하기에 앞서, 발목에 뭉친 셀룰라이트살을 빼겠다고 다이어트를 하는 것만큼 미친 짓이 없다는 사실을 분명히 하고 넘어가야겠다. 굶으면 발목 붓기가 좀 빠지더라는 말은 뭐 그럴 수는 있다. 일시적으로 수분이 날아가 잠깐 얇아 보이는 것일 뿐, 발목의 셀룰라이트는 지방형이 아닌 섬유형이므로 발목살이 줄어들 수는 없다. 심지어 지방형 셀룰라이트도 굶는다고 줄지는 않는다. 하지만 다이어트와 관련되어 자신 있게 얘기해 줄 것이 있다. "탄수화물을 폭식하면 발목도 비례해서 굵어진다. 하지만 거꾸로 굶는다고 비례해서 얇아지지는 않는다. 오히려 잠깐 줄다가 틀림없이 결국 더 굵어진다."

여기서 더 굵어지는 시점은 굶다가 다시 먹기 시작했을 무렵이기도 하고 계속 굶고 있는 어느 시점이기도 하다. 굶다가 다시 음식을 먹기 시작했을 무렵에 두꺼워지는 것은 탄수화물 섭취로 인한 인슐린 분비에 따른, 혹은 염분 섭취에 따른 부종이고, 계속 굶는데도 다시 두꺼워지는 것은 리바운드 현상이거나 영양분 소실에 따른 결합 조직의 무너짐으로 발생한 부종 또는 염증 때문이다.

여자의 자존심, 하이힐
당신의 다리가 위험하다

하이힐도 문제가 될 수 있다. 필자는 대학에 입학한 순간부터 하이힐을 신었다. 하이힐을 신으면 종아리 알이 긴장해 다리가 예뻐진다는 잡지 정보만을 믿고 누구보다도 열심히 하이힐을 신었다. 게다가 키가 작아서 하이힐을 평생 나의 분신으로 여기고 살리라고 결심한 터였다. 학교 앞의 구두 가게들은 진작에 섭렵했고, 아르바이트 해서 번 돈은 고스란히 신상 하이힐을 사는 데 바쳤다. 그 무렵 나는 하이힐을 신고 버스 정류장 두세 개 쯤은 그냥 걸어 다녔다. 산에 오를 때도 아무렇지 않게 웨지힐을 신고 올랐다. 네팔 의료 봉사를 갈 때도 조금이라도 높은 등산화를 찾아 백화점을 헤매고 다녔다. 그 당시 대유행이던 유럽 배낭여행을 갈 때도 10.5센티미터짜리 통굽 구두를 신은 채 여분의 신발도 없이 새벽부터 밤늦게까지 3주를 돌아다녔다.

작은 키 콤플렉스 때문에 죄 없는 발만 너무 고생한다는 생각은 훗날 의대 본과 시절 정신과 강의시간에 들은 교수님의 말씀 한마디에 저 멀리 날려 보낸 터였다. 그 교수님은 키가 많이 작았는데도 늘 단화를 신으셨다. 당신 스스로의 분석에 따르면 키가 작으면 굽이 높은 구두를 신어서 보완하려고 하는 것이 정상일 텐데 그렇지 않고 단화를 신는다는 것은 외면으로는 굽 높은 구두를 신어 보완하려는 사람보다 더 심한 콤플렉스를 내재하고 있다는 반증이라고 하셨다. (그럼 난 지극히 정상적이고 건전한 사고의 사람이군!) 게다가 나의 어머니는 여자가 하이힐에서 내려와서 사스(기능성 단화)를 신는 순간 여자이기를 포기하는 것이라고 입버릇처럼 말씀하신 터라 전체 병동을 휘젓고 다니며, 밤샘 당직을 밥 먹듯 해야 하는, 군대보다 더 하다는 수련의(인턴) 기간 내내 하이힐을 발에서 벗어본 적이 없었다.

현명하고 다리가 날씬한 여자는 남 앞에서 아름답게 보이고 싶을 때만 하이힐을 신고, 다른 시간에는 발 편한 구두를 신는다는 것을 나는 왜 몰랐을까? 심지어 나는 수년간 매일 장거리 출퇴근 운전을 하면서도 따로 드라이빙 슈즈를 신지 않았다.

하이힐은 왜 다리에 나쁜 걸까? 하이힐을 신으면 발끝 쪽으로 힘이 쏠리니 당연히 좋지 않겠지만, 또 하나 하이힐을 신고 걸으면 온몸 관절이 부적절하게 움직인다는 것 또한 치명적이다. 걸음걸이는 숨쉬기만큼 무의식적으로 하는 행위에 속한다. 하이힐을 신고 우아하게 뒤뚱뒤뚱 걷다 보면 온몸의 관절 근처에 붙어 있는 모든 인대와 힘줄이 손상 받게 마련이고, 곳곳마다 아프고 병든 셀룰라이트가 자리 잡게 된다. 근육 조직이 손상을 입게 되면 피하층의 바탕질의 변성이 일어나 통통 붓게 된다. 손상 받은 인대와 힘줄은 쉬어야 낫는데, 쉬기는커녕 손상 받은 그대로 계속 움직이면 결국 과사용으로 인한 만성 염증이 일어나 기능적 퇴행에 이르게 된다. 그 부위마다 셀룰라이트가 진행되다가 나중에는 석회화까지 이르러, 어디까지가 뼈이고 어디까지가 셀룰라이트인지 구분조차 안 되는 지경에 도달하게 된다. 이 지경이 되어 내원하는 환자들은 이구동성으로 말한다.

"제 발목은 원래부터 통뼈예요."

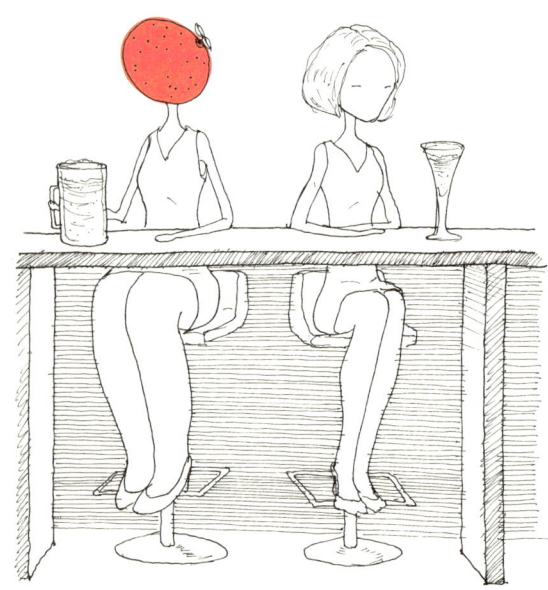

❝ 통뼈라고 주장하는 환자의 열의 아홉은 오히려 남보다 평균 이하 사이즈의 발뒤꿈치뼈(종두골)를 가지고 있다. ❞

코끼리 발목의
비밀

십중팔구는 자기 다리가 언제부터 그렇게 되었는지 기억을 못 한다(나 역시 그랬다). 통뼈라고 주장하는 환자의 열의 아홉은 오히려 남보다 평균 이하 사이즈의 발뒤꿈치뼈(종두골)를 가지고 있다(물론 열의 하나는 진짜 통뼈다). 남들보다 작은 뼈를 가지고 있기 때문에 몸을 지탱하기가 어렵고, 그것을 버텨 내느라고 에워싼 인대며 힘줄에 무리가 가서 만성적인 염증 부종이 차곡차곡 진행, 석회화되어, 결국 뼈처럼 커지면서 굳어져 버린 것이다. 아, 인체의 신비여!

나는 환자에게 석회화되어 커진 발에 대해 설명해 주고 일단 발을 좀 아끼고 사랑해 주라고 말한다. 그러려면 매일 들여다봐야 하는데 의외로 발의 부종이 심하고 셀룰라이트 살성을 가진 환자들은 자기 몸을 들여다보는 것을 싫어한다. 외면하는 것이다.

발목을 가늘게 만들기 위해서는 첫째, 발바닥을 균형 있게 지탱할 수 있는지 체크해보고, 그러기 어렵다면 질 좋은 맞춤형 깔창을 사용해야 한다. 그렇지 않은 상태에서는 한 발 한 발 내디딜 때마다 상황은 나빠질 수 있다. 둘째, 발목에 영향을 주는 체형 문제를 해결해야 한다. 발목에서 유착되고 변형된 부분은 물론이고 발목에 영향을 주는 주변의 섬유경화성 셀룰라이트 또는 유착 부위를 정상화시켜야 한다.

일단 석회화된 조직은 뜯어내야 한다. 그 부분이 유착되면 정상 기능을 했던 주변의 근육들도 점점 기능을 잃어버리게 된다. 여기서 짚고 넘어가야 할 것은 석회화된 조직, 즉 셀룰라이트살은 결과물이지 근본적인 원인이 아니라는 것이다. 석회화된 조직을 없애는 것으로 발목을 보다 날렵하게 만들 수는 있지만 원인이 제거된 것은 아니므로 얼마든지 또 생길 수 있다. 이 과정에서 석회물을 없앤다고 침습적 수술 방법을 쓰게 되면 그야말로 빈대 없애려고 초가삼간 태우는 격이 된다. 진행된 셀룰라이트살은 그만큼 혈액순환이 안 되고 있다는 것이요, 그 주변 조직의 기능이 떨어져 있다는 것인데, 거기에 매스나 캐뉼라를 들이대면 셀룰라이트 조직을 조금 들어낼 수는 있을지언정 그나마 겨우 유지되고 있던 혈행마저 끊겨 버릴 수도 있다.

제일 좋은 방법은 셀룰라이트 주변 조직의 기능을 되살려서 셀룰라이트살이 자연스럽게 흡수되게 하는 것이다. 필자는 충격파와 고주파를 이용해 셀룰라이트 조직을 가능한 재빨리 효율적으로 누그러뜨리고, 거의 동시에 그 부분의 근육 기능을 되살리는 운동을 권장한다. 미세 근육 교정을 위한 특수 운동은 걸음걸이와 자세 교정이 병합되어야 한다. 걸음걸이 교정은 의식적으로 노력하면 생각보다 쉽게 고칠 수 있다. 하지만 오랫동안 잘못 사용해 온 근육 기능들을 하나하나 찾아 교정하기까지는 수개월이 걸릴 수도 있다. 그러나 비록 시간이 걸리더라도 치료와 동시에 발목 셀룰라이트의 원인을 찾아 하나씩 풀어나가려고 노력하면 근본적으로 셀룰라이트가 안 생기게 방지할 수 있다.

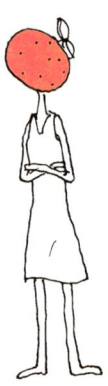

장을 통해 침투하는 독소

장벽 세포에 손상이 생기거나 장벽의 세포 사이가 느슨해지면 소화되지 않은 음식이나 소화관 내의 박테리아가 몸속으로 직접 들어와 수많은 질병의 원인이 된다. 천장이 새면 빗물이 들어오듯이 장벽이 새면 불완전하게 소화된 음식과 독성 물질, 박테리아가 들어와 우리 몸의 면역계를 자극한다.

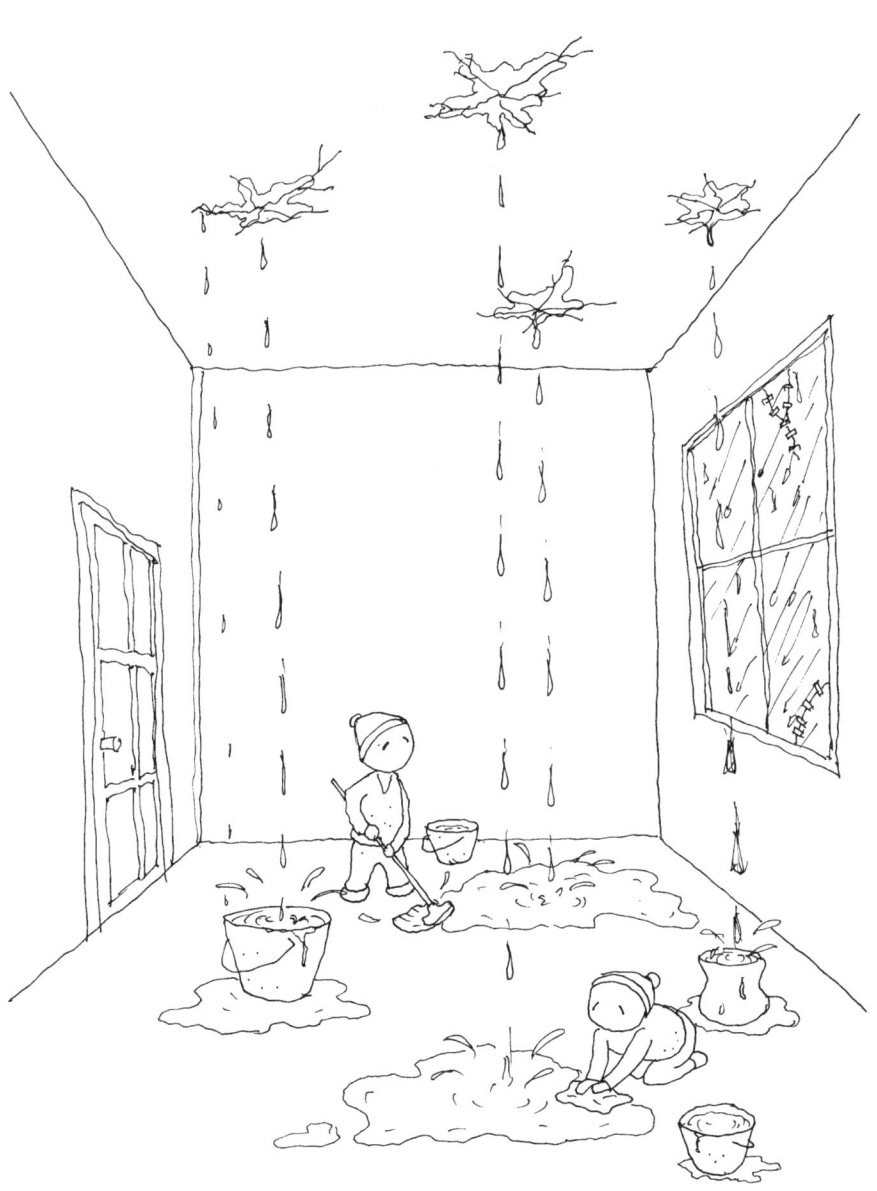

바탕질에 침투한 독소가
변성을 일으킨다

셀룰라이트는 피하지방층에 있는 바탕질의 변성에 의해 발생한다. 바탕질의 변성은 바탕질에 독소나 노폐물이 고여서 일어나기도 한다. 여기서 중요한 것은, 고여 있는 노폐물을 깨끗하게 청소하기 이전에 가능한 한 독소나 노폐물 자체가 바탕질에 쌓이지 않도록 하는 것이다. 금이 간 천장에 빗물이 샌다면 방바닥에 고이는 빗물도 닦아내야 하겠지만 금이 간 천장을 보수하는 것이 순서 아닌가.
빗물을 닦아내는 작업에 해당되는 것이 바탕질에 쌓인 독소를 닦아내는 것, 즉 해독 방법들이다. 항산화제를 주사하거나 복용하는 식의 이미 생긴 셀룰라이트를 개선시키는 대부분의 방법이 여기에 속한다. 금이 간 천장의 보수 공사에 해당되는 작업은 장을 통해 침투하는 독소를 못 들어오게 막는 것으로, 헐거워진 장점막(새는 장)을 튼튼하게 하는 방법이다. 우리가 삼킨 음식물은 당연히 장벽(장점막)에서 흡수되는데, 장점막의 세포결합이 헐거워져 있으면 독소와 유해세균, 충분히 소화되지 않은 큰 입자의 음식물이 마구 침투하게 된다. 이렇게 무차별적으로 흡수된 독성 물질이 살 내 바탕질에 쌓임으로써 셀룰라이트를 야기시키는 것이다.

장이 샌다구요?
새는 장 증후군

장의 점막에도 일종의 피부기관과 마찬가지로 외부 침입으로부터 우리 몸을 보호하는 기능이 있다. 피부에 상처가 생기거나 알러지 유발 물질이 닿으면 세균이나 바이러스가 침투해 감염되는 것처럼 장의 피부 격인 장점막에 문제가 생기면 음식물 영양분의 선택적 흡수라는 장의 기능에 문제가 생긴다. (장점막을 다 펼쳐 놓으면 우리 피부 면적의 6배 이상이나 된다.)

장벽 세포는 들여보내도 되는 대상과 들어오지 못하게 막아야 하는 대상을 선별하는 기능을 한다. 이러한 장벽 세포에 손상이 생기거나, 장벽의 세포 사이가 느슨해지면 소화되지 않은 음식이나 소화관 내의 박테리아가 몸속으로 직접 들어와 수많은 질병의 원인이 된다. 천장이 새면 빗물이 들어오듯이 장벽이 새면 불완전하게 소화된 음식과 독성 물질, 박테리아가 들어와 우리 몸의 면역계를 자극한다. 또 영양소를 흡수하는 능력이 저하돼 몸의 주요 기관의 기능 활동 속도가 느려지고, 온몸을 순환하는 혈류에서 노폐물을 제거하는 능력이 방해를 받아 결국 독성 물질이 쌓이게 된다. 쌓이는 그곳이 바로 지방층 내의 바탕질이다. 이렇게 쌓인 독성 물질 때문에 바탕질의 변성이 일어나 셀룰라이트로 진행되는데, 이것이 바로 바탕살, 지방이나 근육과 상관없이 불어나는 살의 정체인 것이다.

새는 장 증후군(leaky gut)을 일으키는 명백한 원인은 셀리악 병(글루텐에 대한 알러지)이 있지만, 그것이 아니더라도 '장내 세균총 이상(장내 세균의 불균형)'이 있으면 '새는 장 증후군'은 얼마든지 생길 수 있다. 항생제나 식품 첨가물이 들어간 음식물을 먹어도 '장내 세균총 이상'이 생길 수 있다. 정리하자면 항생제나 식품 첨가물 남용으로 '장내 세균총 이상'이 생김으로써 '새는 장 증후군'까지 진행되면 셀룰라이트가 악화되는 것이다.

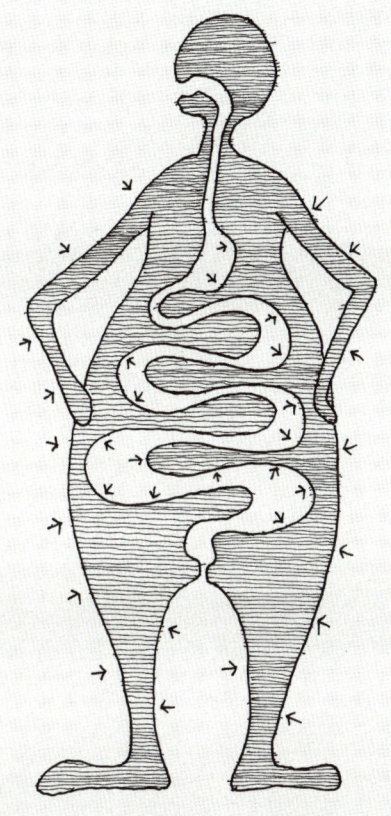

“
장벽(장 점막)도 피부와 마찬가지로 엄연히 우리 몸의
외부에 면하여, 밖에 노출되어 있는 기관이다.
”

여성성의 시작,
하지만

외부에서 몸 안으로 유입되는 여성호르몬 유사 물질에 대해서만 주의를 기울여도 호르몬으로 인한 셀룰라이트가 생기는 속도를 얼마든지 늦출 수 있다. 피임약, 여성호르몬 치료제, 음식에 포함되었다가 섭취함으로써 우리 몸에 유입되는 외인성 에스트로겐 물질들 때문에, 셀룰라이트가 급속도로 악화될 수 있음에도 주목해야 한다.

여성호르몬의
두 얼굴

기억을 더듬어서 초경을 맞이할 무렵을 생각해 보자. 키가 쑥쑥 커지면서 날씬했던 소녀의 다리에 어느 날부터인가 불길한 조짐이 보이기 시작한다. 복숭아뼈가 드러나서 앙상하다 싶을 정도로 날렵했던 발목이 뭉툭해지면서 종아리가 굵어진다. 살이 찌나 싶더니 묵직하니 아프기도 하다. 그러다 몇 달이 지나 초경을 맞는다. 이때부터는 본격적으로 다리통이 굵어지면서 셀룰라이트가 진행된다. 종아리가 전례 없이 땡땡 붓고 발목은 온데간데없이 사라지기도 한다. (이 무렵에 키가 더 이상 자라지 않으면 발목뼈가 두꺼워졌다고 믿는 여자도 있다.) 그리하여 소녀에서 숙녀로 발돋움하는 18세에 이르면 가지고 있는 지방량에 상관없이 대부분의 여자는 다리에 셀룰라이트를 지니게 된다. 즉 사춘기에 여성호르몬이 왕성하게 분비되고, 여성스러움이 완성되는 과정에서 셀룰라이트도 여성호르몬의 분비 양상에 맞춰 같이 성장해 나가는 것이다. 에스트로젠으로 대표되는 여성호르몬은 지방 형성을 도모해서 부드럽고 여성스러운 곡선의 몸매를 만드는 한편, 지방 부종을 야기하기도 하기 때문에 여성성을 상징하면서도 동시에 셀룰라이트를 양성하는 이중성을 지녔다. 즉 여성호르몬은 탐스러운 여성스러움을 나타내는 동시에 셀룰라이트도 만드는 양날의 칼이라 할 수 있다. 그렇다면 여자에게 셀룰라이트는 숙명인가? 어느 정도는 그렇다. 실제로 유럽에서는 18세에서 30세 사이 여성의 90퍼센트 이상이 말라깽이이든 육상선수이든 관계없이 셀룰라이트가 발견된다.

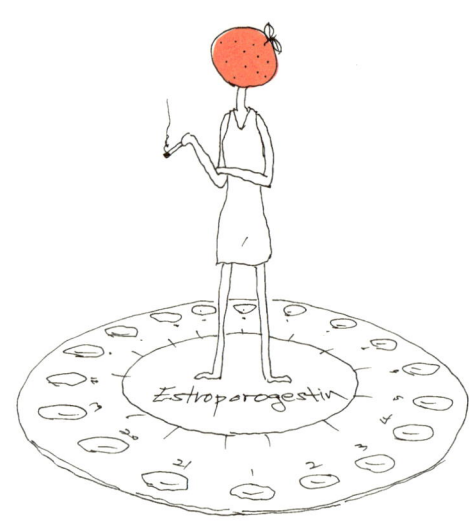

외부에서 유입되는
호르몬이라도 막아라!

외부에서 몸 안으로 유입되는 여성호르몬 유사 물질에 대해서만 주의를 기울여도 호르몬으로 인한 셀룰라이트가 생기는 속도를 얼마든지 늦출 수 있다. 피임약, 여성호르몬 치료제, 음식에 포함되었다가 섭취함으로써 우리 몸에 유입되는 외인성 에스트로겐 물질들 때문에, 셀룰라이트가 급속도로 악화될 수 있음에도 주목해야 한다. 음식에 여성호르몬 유사 물질이 얼마나 들어 있겠냐 싶겠지만 어린 여자 아이가 환경호르몬이 다량 포함된 오염된 음식물을 장기간 섭취했을 때 여성호르몬 유사 물질에 노출되어 성조숙증이 생기는 사례는 이미 얼마든지 볼 수 있다. 환경호르몬 등 외인성 에스트로겐 물질은 뇌에서 내분비 생체 피드백을 교란시켜서 호르몬 분비를 불안정하게 만들고 말초 에스트로겐 수용체도 작동시키기 때문에 셀룰라이트 변성을 촉진한다. 이러한 환경호르몬들은 바탕질에 노폐물을 쌓이게 만드는 한편, 여성호르몬과 같은 작용으로 지방 부종, 지방림프부종, 수분 저류 등을 야기한다.

이외에도 주의해야 하는 것이 피임약이나 갱년기 치료에 사용되는 여성호르몬 제재들인데, 이런 약물들을 복용했을 때에는 치료 효과와 상관없이 살이 찌고 붓는데다 셀룰라이트가 급속도로 악화될 수 있다. 게다가 이렇게 찐 살은 잘 빠지지도 않는다!

왜 복부 둘레가 안 줄어드는 걸까?

셀룰라이트가 오로지 '여성호르몬' 카드 하나만으로 만들어진 경우에는 어떠한 비싼 노력도 물거품일 수 있다. 필자도 여성호르몬의 위력을 간과하여 셀룰라이트 치료를 실패했던 경험이 있다.

당시 49세였던 그녀는, 50세가 되기 전에 자기 자신을 위해 투자를 하고 싶어 큰 맘 먹고 내원했다. 키 153센티미터, 몸무게 45킬로그램인데, 체지방은 15킬로그램이나 체크되어(이 정도 키와 몸무게면 12킬로그램이 적당하다.) 심부열 고주파를 이용해 지방량을 덜어내는 것은 문제없겠다 싶었다. 환자는 복부와 팔뚝살을 줄이기 원했고, 나는 원하는 만큼 줄일 수 있다고 대답했다.

살성이 보기 드물게 쫀득쫀득했지만, 복부 둘레도 85센티미터 이상 나왔으므로, 별로 걱정하지 않았다. 환자는 쾌활하고 시술에 대한 신뢰도 높았다. 문제는 얼마 뒤에 일어났다. 복부 시술을 하고 3주가 지났는데도 둘레가 1센티미터밖에 안 줄더니, 4주가 지나도 그대로였다. 오히려 복부 둘레가 늘어난 느낌이라고 환자는 호소했다. 몸무게나 체지방량도 그대로였다. 체지방 분석표를 다시 점검하니 기초대사량이 1,000킬로칼로리였다(보통 정상 성인은 1,100킬로칼로리 이상으로 나온다). 하루의 음식 섭취량을 더 줄이도록 하고 고주파 시술을 반복 시행했다. 병원에서 할 수 있는 배출을 위한 모든 관리를 했고, 특수 운동 장비 기구를 이용한 운동 프로그램도 준비했다. 다행히 팔뚝살은 둘레가 평균치 만큼인 2센티미터 이상 줄어들었지만, 기대가 컸던 복부 둘레에는 차도가 없었다. 환자는 눈에 띄게 의기소침해져 갔다.

2개월이 지나도 효과가 없었다. 정작 둘레가 4센티미터 이상 늘어나 버렸다! 나는 도무지 이해할 수 없었고 다른 환자들과 너무나 다른 치료 결과에 환자를 의심하기 시작했다. 왜냐하면 뒤 허리는 사진상으로는 눈에 띄게 날씬해졌는데, 허리 둘레가 늘어났다는 것은 환자가 배를 내밀고 측정해서라고 생각했다. 그게 아니라면 나는 열심히 시술을 해도 환자는 계속해서 약속한 섭취량보다 훨씬 많은 음식을 먹고 있기 때문일 거라는 생각마저 들었다. 사실 그런 문제는 의사로서 늘 당면해 온 거였고, 매번 그 이상의 살을 빼 왔기 때문에 비겁한 변명이라고밖에 할 수 없었다. 3개월이 지나도 별 다른 효과가 없었다. 결국 치료비의 일부를 환불하고, 치료를 종결하고 말았다.

간과하기 쉬운
여성호르몬이 주범

비슷한 사례가 1년 뒤에 또 있었다. 이번에는 51세의 여자 환자였다. 복부 고주파 시술을 반복해서 했는데, 살이 안 빠지고 오히려 둘레 사이즈가 늘어난다는 것이 공통점이었다. 마치 내가 환자한테서 살을 빼는 것이 아니라 반대로 주입하고 있는 것이 아닐까 싶을 정도였다. 이번에는 적극적인 배출 방법으로 저장성 용액을 피하지방층에 주입하고 캐비테이션 시술을 시행했더니 복부가 꺼지기는커녕 물 먹은 솜처럼 부풀어 오르기까지 했다! 사이즈가 5센티미터까지 늘어나서 난감하던 차에 초음파로 피하지방층을 측정해 보았으나 별 뾰족한 대책이 없었다. 환자는 살을 빼기 위해 평소 한 시간씩 하던 운동을 세 시간이나 하고 있다고 호소했으나, 운동량을 늘이지 말라고 얘기할 수도 없었다. 그러던 차에 환자가 갱년기 홍조 증상으로 호르몬 치료 중이라는 얘기를 듣고는 바로 중단하게 하였다. 3개월 후 다시 복부 둘레를 재봤더니 늘어났던 복부 둘레가 감소되어 있어서 고주파 치료를 다시 시행하였다. 1개월 후에 재보니 복부 둘레는 처음 재었던 것에서 4센티미터 줄어들어 있었다.

1년 전 내원했던 환자의 차트를 다시 찾아보았다. 처음 내원 시 기입란에 '호르몬 치료중'이라고 또렷하게 적혀 있었다! 그녀도 갱년기에 접어들면서 여성호르몬 제재를 복용하고 있었는데, 나는 그것을 간과했던 것이다. 원래 복부에 자리 잡고 있던 섬유성 셀룰라이트가 에스트로겐을 복용하면서부터 지방 부종까지 형성하여, 복잡한 살성의 형태를 띠기 시작했기 때문에, 심부열 고주파를 아무리 해도 반응이 없고 오히려 딱딱했던 셀룰라이트가 조금씩 풀어지면서 부풀어 오르기까지 했던 것이다.

그녀가 지금 내원한다면, 일단 호르몬 제재 복용을 중지시키고, 진행된 섬유성 셀룰라이트 지방 부종에 대해서는 고주파 시술과 충격파 시술을 병행하여 보다 빠르게 호전시켰을 텐데, 당시에는 충격파 장비도 없어서 섬유화가 진행된 조직에 맞춤형 치료를 할 수 없었다. 지금 생각해도 무척 아쉬움이 남는 일이지만 여성호르몬의 무시 못 할 영향력을 깨닫게 해준 소중한 계기였다.

네 장의 에이스
카드들의 음모

에이스 카드가 모두 만장일치로 가담한 음모는 바탕질에 만성 염증을 일으키는 것이다. 셀룰라이트는 살에 만성 염증이 발생하여 섬유화가 진행되고 있는 상태를 말한다.

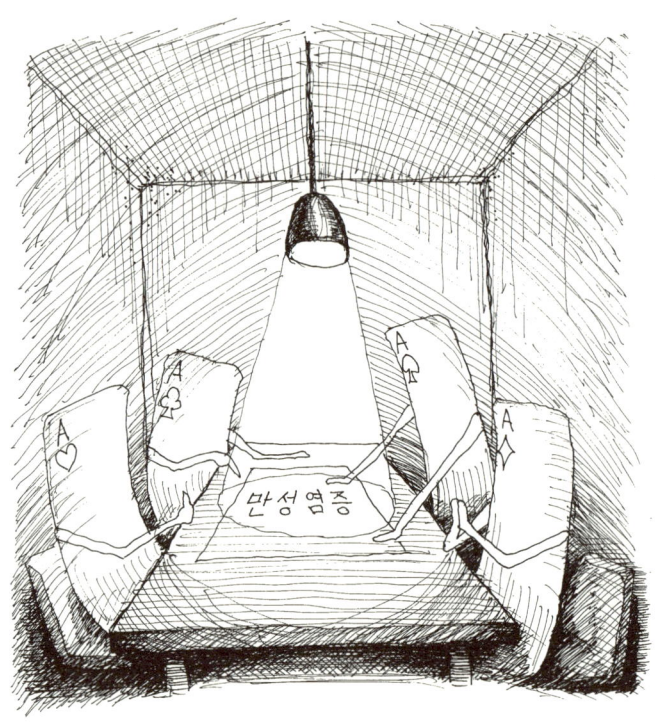

> 에이스카드 네 장이 만장일치로 가담한 음모는
> 바탕질에 만성 염증을 일으켜 바탕살을 만드는 것이다.

셀룰라이트를 획득하기 위한 비장의 에이스 카드 네 장 중에는 지방 덩어리를 만들고 셀룰라이트를 조장하는 카드들(여성호르몬, 비만)도 있지만 이들 네 장이 만장일치로 가담한 음모는 따로 있다. 바탕질에 염증 반응을 일으켜 상처투성이로 만들고 순환 장애에 의한 수분 정체 현상으로 노폐물이 쌓이도록 해 이 모든 것이 털실뭉치처럼 뒤엉킨 채 기하급수적으로 커지게 하면서 쓰레기 같은 바탕살을 만들어내는 것이다.

바탕살의 정체는
만성 염증

혼자 힘으로는 여간해서 안 빠진다고 호소하는 셀룰라이트 환자에게 일종의 염증반응이라고 알려주면(염증이 굶거나 운동한다고 좋아질 리는 없으니까) 거의 모든 환자들은 놀란 표정으로 이해할 수 없다는 반응을 보인다. '내 몸속에 고름이라도 차 있다는 이야기인가?', '설마 내 몸속에 세균이 침투했다는 말인가?'라고 심란해 하거나 '빨갛게 붓거나 열감도 없고, 아프지도 않은데 도대체 무슨 말이지?'라고 의아해 하기도 한다. 염증을 감염과 혼동하는데다 급성 염증과 만성 염증에 대한 이해가 부족하기 때문이다.

우선 염증과 감염을 구별해 보자. 염증은 우리 몸에 손상이 가해졌을 때, 이를 해결하기 위해 백혈구 같은 염증 세포들이 해당 부위에 모여 손상된 세포를 복구시키는 일련의 활동 과정을 말한다. 염증은 대표적인 우리 몸의 방어 활동인 것이다. 우리가 사는 곳에 테러리스트가 침투하거나 화재가 났을 경우 경찰특공대나 소방대원이 출동하여 진화시키는 것을 떠올리면 쉽다.

감염이란 우리 몸에 가해진 손상의 원인이 박테리아나 곰팡이, 바이러스 등 유기체가 침투함으로써 진행되는 상황을 일컫는다. 즉 감염은 염증의 (유기체 때문에 진행되는) 특수한 상황이라고 볼 수 있다. 다시 말해 감염이 되면 당연히 염증 반응을 동반하겠지만 모든 염증 반응이 감염 때문은 아니다.

셀룰라이트와 관련된 염증의 원인은 박테리아 같은 유기체가 아닌 앞의 네 장의 에이스 카드들이 제공하는 것이므로 감염이 아닌 것이다.

만성 염증을 방치하면
셀룰라이트로 진행된다

피부에 상처가 나거나(피부염) 발목을 접 질렀을 때(염좌) 모두 다 염증에 해당되는데 손상된 부위가 벌겋게 부어오르고 열이 나며 아프다. 하지만 셀룰라이트가 생긴 살집은 그런 현상이 없기 때문에 염증이라고 미처 생각지도 못한다. 셀룰라이트의 염증은 만성 염증에 속하기 때문이다.

만성 염증은 급성 염증에 비해 더디게 진행되고 지속 시간은 몇 달에서 몇 년에 이른다. 또한 염증 반응이 일어나고 있다는 신호가 미약하여 자각하지 못하는 경우도 있다.

급성 염증과 만성 염증은 지속되는 기간만 차이나는 것이 아니다. 염증 반응 시 관여하는 염증 세포의 종류와 매개체가 다를 뿐만 아니라 진행 양상도 다르다. 따라서 그 결과도 확연히 달라진다. 급성 염증이 장작을 태우는 것이라면, 만성 염증은 숯을 태우는 것이다. 장작은 활활 타고 금방 꺼지지만, 숯은 은근히 타오르고 오래 간다.

급성 염증의 결과는 두 가지로 생각할 수 있다. 첫 번째는 염증을 일으켰던 원인이 해결되어 원래의 상태로 재생되는 것이다. 두 번째는 문제점이 해결되지 않고 만성 염증으로 이어지는 경우이다.

급성 염증과 달리 만성 염증의 경우에는 '해결'이라는 것 자체가 없다. 만성 염증의 경우 조직의 '불완전한 치유의 악순환'과 '섬유화'라는 부정적인 결과를 가져온다. 손상된 조직을 원래대로 재생하지 못하고 그 빈자리를 섬유화된 조직으로 채우는 것이다. 마치 오래된 나무의 밑동이 패였을 때 그 부분에 시멘트를 발라 놓는 것과 같다. 시멘트가 원래의 기둥 역할을 할 수는 없는 것이다.

셀룰라이트는 우리 몸의 '살'에 만성 염증이 발생하여 섬유화가 진행되고 있는 상태를 말하는 것이다.

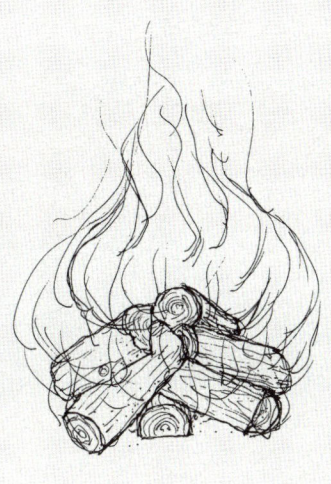

" 급성 염증이 장작을 태우는 것이라면 만성 염증은 숯을 태우는 것이다.
장작은 활활 타고 금방 꺼지지만, 숯은 은근히 타오르고 오래 간다. "

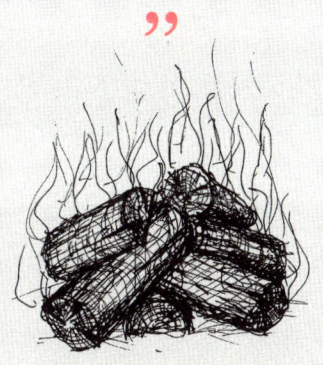

PART 03
제 3 의 살

셀룰라이트에 대한 오해와 진실

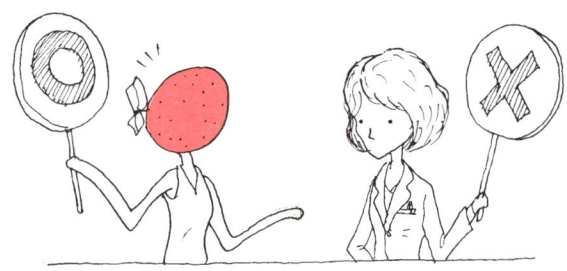

01
지방 흡입술로 셀룰라이트 흡입을?

02
셀룰라이트, 살찌면 생기는 거니까 굶는 게 최고다?

03
셀룰라이트는 게으름의 결과물?

04
제거에 필요한 시간은 양에 비례한다?

05
압박 스타킹과 거들의 치명적인 유혹

06
뱃살 빼기에는 복근 운동이 최고?

07
많이 걸으면 허벅지살이 빠진다?

08
살 나이, 살갗 나이보다 정확한 노화의 척도

09
말랐는데 살쪘다는 여자들

10
살을 보면 인생이 보인다.

지방 흡입술로 셀룰라이트 흡입을?

셀룰라이트는 지방 제거를 목표로 하는 지방 흡입술로는 제거하기가 불가능하다. 이유는 그것이 '지방' 흡입술이기 때문이다. 지방이 원인이 아닌데, 애꿎은 지방만 제거해서 무엇하겠는가? 셀룰라이트 치료에서 지방 흡입술은 드러나는 증상을 완화시킬 수는 있지만 일차적인 주치료법으로는 부적합하다.

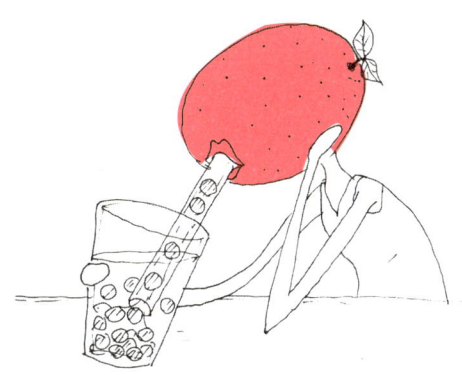

살 빼는 가장 확실한 방법은 지방 흡입술이다?!

환자들이 수술하는 병원을 찾지 않고 내가 운영하는 병원을 찾는 이유는 지방 흡입술보다 본원의 다이나믹 지방 파괴술이나 마네킹필이 효과적이어서가 아니다. 내가 그렇게 생각하는 이유는 다음과 같다.

- 첫째 이유. 일단 내원하는 환자의 반 이상이 이미 지방 흡입을 경험해 봤다는 사실. 이에 대한 환자들의 소감은? '생각보다 효과적이지 않다', '그전보다 울퉁불퉁 흉해졌다'가 가장 많았다. 사실 우리 병원은 이것저것 다 해 봤는데 효과를 보지 못했거나, 또 다른 문제가 생겨서 오는 분들 전용이기도 하다.

- 둘째 이유. 그렇다면 아직 지방 흡입술을 받지 않고 본원을 내원한 나머지 환자들은 간접 학습효과가 있었던 걸까? 그렇지 않다. 의외로 지방 흡입을 하지 않은 가장 큰 이유는 '무섭다'였다. 무엇이 무섭다는 것일까? 그들은 머뭇머뭇하다가 비로소 이유를 말한다.

"마취가 무서워요. 깨어나지 못한 사람도 있다는데……."
"그럼 마취 방법에 문제가 없다면 하시겠어요?"
"음……, 그래도 무서워서……."
왜 막연히 무서운 걸까. 의사가 못 미더워서? 수술 공포증?

- 셋째 이유. 지방 흡입술을 할까 비수술적 시술을 받을까 망설이는 분들에게 "그럼 지방 흡입술 쪽도 진지하게 생각해 보시죠." 이렇게 말하면 대부분은 '아니 뭐 이런 의사가?'라는 눈빛으로 쳐다본다.

  참고로 나는 지방 흡입술을 하지 않으며 할 줄도 모른다.

  "어차피 환자분이 마음대로 하실 거잖아요. 게다가 전 지방 흡입술을 하는 의사도 아닌데, 제가 비수술적 방법을 권하는 거야 당연하다고 여기실 테고……. 방법에 대해 진지하게 생각해 보신 게 아니군요. 자기 몸인데……."

  이런저런 얘기를 하다가 비로소 환자의 몸을 살펴보게 된다.

  "그럼 빼고 싶으신 부위 좀 볼까요?"

  그 순간 답은 자명하고 확실하다.

  "(아니 뭐지?) 이 살은 지방이 아니라 셀룰라이트인데, 왜 지방 흡입술 얘기가 나온 거죠?"

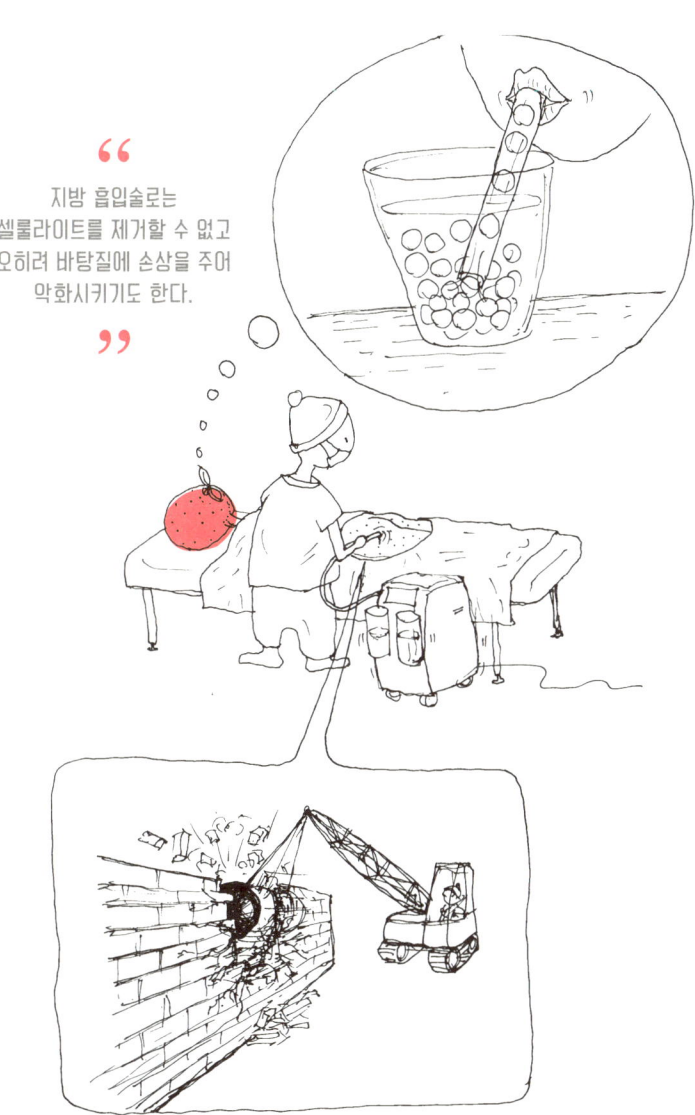

내과적 치료의
성격이 강한
셀룰라이트 치료

사실 그 살이 지방이었다면 그렇게 오래 고민하다가 병원 문턱을 넘어올 상황이 아예 발생하지 않았을 것이다.

대부분의 사람은 살이 찌는 이유가 '많이 먹어서', '운동을 안 해서'라고 생각한다. 그리고 살을 빼러 병원을 다니는 사람을 '혼자서 빼기에 게으른 사람', '돈이 남아도는 사람', '몸매에 너무 욕심이 많은 사람'이라고 생각한다. 그런 경우도 없지는 않다. 환자군의 2퍼센트 정도? 하지만 시간과 돈이 남아돌아서 오는 경우는 본 적이 없다.

문제는, 본인들도 병원에 왜 왔는지 모른다는 것이다. 종종 의사도 그들이 왜 왔는지 모른다. 셀룰라이트 현상은 그 특성상 환자 스스로 처리하기가 매우 힘들다. 또한 셀룰라이트 치료는 수술적 치료가 아니다. 내과적 치료의 성격이 더 강하다. 왜냐하면 그것은 여러 가지 내과적 문제가 복합된 증후군이기 때문이다(그러니까 장내 세균총 이상증을 대부분 동반한다). 그렇다고 내과적 치료만으로도 좋아지지 않는다. 셀룰라이트를 해결하기 위해서는 비수술적이면서 효과가 확실한 접근 방법이 필요하다. 지방 제거를 목표로 하는 지방 흡입술로는 제거하기가 불가능하다. 이유는 그것이 '지방' 흡입술이기 때문이다. 지방이 원인이 아닌데, 애꿎은 지방만 제거해서 무엇하겠는가? 또한 지방 흡입술을 시행하면 피하지방층에 삽입되어 움직이는 캐뉼라가 피하지방층의 바탕질과 결합 조직, 혈관과 림프 등에 손상을 입히게 되는데, 그로 인해 바탕질의 변성을 가져올 수 있다. 셀룰라이트(특히 바탕질 변성으로 진행된 셀룰라이트) 치료에서 지방 흡입술은 드러나는 증상을 완화시킬 수는 있지만 일차적인 주치료법으로는 부적합하다. 지방은 일부 제거할 수는 있겠지만 문제가 되는 바탕질에 생긴 셀룰라이트는 제거할 수도 없고, 흡입시에 생긴 바탕질의 손상으로 셀룰라이트가 커져 버리기도 한다. 혹 떼려다가 혹 붙이는 격이다.

이것은 암성 종양 치료에 비유될 수 있다. 진행된 암을 수술로써 치료할 수 있을까? 초기 암은 수술을 통해 제거하고 내과적 치료를 병합하면 예후가 좋지만, 진행된 암은 수술적 방법을 일차적 주치료법으로 사용할 경우 잃는 게 얻는 것보다 클 수 있다.

지방성 셀룰라이트는 수술로 효과를 볼 수 있으나 다른 종류의 셀룰라이트는 대부분 바탕질의 문제이므로 수술적으로 접근했을 경우 까다로운 정도를 넘어서 거의 불가능하다. 바탕이 지저분해져서 커진 바탕살을 어떻게 뽑아내거나 도려낸단 말인가.

살찐 사람에게 지방 흡입술을 무조건적으로 시행하려면 셀룰라이트, 즉 바탕살의 존재를 인정하지 않으면 된다. 실제로 미국학자들은 셀룰라이트 현상을 인정하지 않는 분위기이며, 셀룰라이트는 주로 유럽 쪽에서 발달된 개념이다.

지방 흡입술을 하고 싶으면 적용 부위가 셀룰라이트가 아니라고 우기면 된다.

셀룰라이트,
살찌면 생기는 거니까
굶는 게 최고다?

오랫동안 굶게 되면 근육이나 근막, 결합 구조 등을 구성하고 재생하는 영양분 공급이 제대로 이루어지지 않고 조직들이 망가지게 되어 오히려 셀룰라이트가 악화되기 시작한다.

오렌지 껍질 같은 살갗을 내 몸에서 발견한 시점에는 체중이 증가하고 있는 경우가 대부분이다. 그때 사람들은 일단 칼로리 조절에 의한 체중 감량을 시도한다. 문제는 체중 감량이 되든 안 되든 셀룰라이트는 초저열량식 다이어트로는 호전되지 않는다는 점이다. 일부 좋아진 것처럼 보였던 오렌지 껍질 현상은 체중이 돌아올 때 심지어 더 악화되기도 한다. 결국 셀룰라이트는 살을 빼려는 다이어트를 시도하는 순간 한 번 나빠지고, 체중이 돌아오면서 다시 한 번 나빠질 뿐이다. 다시 말하면 굶는 다이어트를 반복할수록 셀룰라이트는 점점 악화된다. 결과적으로 열량을 줄이는 다이어트로는 셀룰라이트를 제거할 수 없다. 그럼 다이어트는 셀룰라이트에 아무런 도움이 되지 않는 것일까? 그렇지는 않다. 체중이 '불지 않도록' 노력하는 것은 필요하다. 사실 오늘까지 먹고 내일부터 굶자는 다이어트는 셀룰라이트의 가장 큰 적이다. 썰물과 밀물이 반복되면서 갯벌이 더 질척거리고 깊어지듯이 저열량식 다이어트에 의해 체중 변화를 여러 번 겪을수록 셀룰라이트도 쫀득거리는 젤리처럼 변해갈 뿐이다.

굶었을 때
살이 빠진다는 착각

'나는 굶었더니 살이 빠지더라' 하는 대부분의 사람들은 셀룰라이트살이 아닌 지방살이나 근육살의 일부가 줄었기 때문이다. 실제로 종아리나 발목 부위의 살을 빼기 위해 굶었을 경우 복부나 가슴살은 빠져도 원했던 부분의 살이 빠지는 경우는 극히 드물고, 오히려 퉁퉁 붓거나 뭉툭해지는 경향이 있다. 앞서 설명했듯이 종아리나 발목 부위에 붙어 있는 살은 지방성이 절대 아닌 바탕질에 형성되는 섬유부종성 셀룰라이트이고, 심하게는 석회화된 셀룰라이트인 경우도 있기 때문이다. 이런 경우 칼로리를 줄여 먹는다고 해결되기는커녕 결합 조직이나 바탕질의 영양분 결핍으로 오히려 셀룰라이트가 악화된다.

두껍고 굵은 발목은 보통 잘못된 자세나 걸음걸이로 만들어지는 경우가 많다. 해부학적 체형 변형이 지속적인 자극을 주어 만성 염증을 일으키면서 셀룰라이트로 진행돼 살이 두터워지는 것이다. 이 경우 굶는다고 발목이 얇아질 수는 없다. 높은 하이힐을 신다가 발목이 접질려 급성 염증으로 퉁퉁 부었다고 가정해 보자. 이럴 때 며칠씩 굶는다고 발목이 얇아지는 일은 없다. 오히려 발목 부분을 재생시킬 영양분 공급이 소홀하여 회복이 더뎌질 뿐이다.

그런데도 종아리나 발목이 굵어지면 보통 굶는 것부터 시도한다. 실제로 초기 셀룰라이트 단계에서는 굶었을 때 반짝 목표를 달성하기도 한다. 그러나 반복해서 시도하면 반짝 효과조차 안 나타나므로, 점점 더 음식량을 줄이거나 커피를 마셔가며 몸의 수분을 줄이게 된다. 그러면서 노력이 덜하다고 자책하는 것이다.

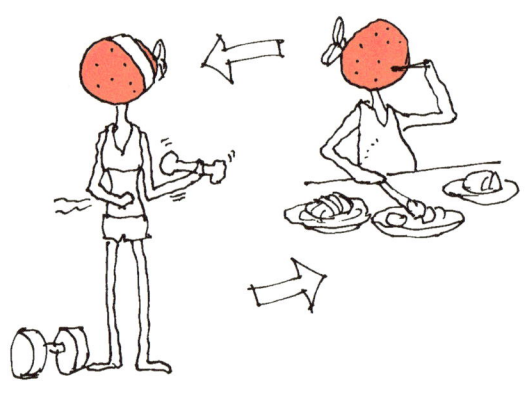

굶기를 반복할수록
몸은 처치 곤란으로 빠진다

그런데 왜 계속 반복해서 굶었을 때는 처음 살이 빠진 듯한 그 정도의 효과가 나타나지 않는 것일까?

굶는 과정에서는 지방이나 단백질 같은 에너지 공급원 외에도 당분과 염분도 같이 줄이게 되는데, 이것이 셀룰라이트를 완화시키는 데 도움이 되어, 처음 굶었을 때 나타나는 반짝효과를 가져온다. 그러나 오랫동안 굶게 되면 근육이나 근막, 결합 구조 등을 구성하고 재생하는 영양분 공급이 제대로 이루어지지 않고 조직들이 망가지게 되어 오히려 셀룰라이트가 악화되기 시작한다.

게다가 계속해서 굶을 수는 없으므로, 결국 먹게 되는데 그때 우선적으로 탄수화물, 즉 당분 위주로 섭취하게 된다. 바로 그 순간 셀룰라이트가 눈에 띄게 악화되는 것이다. 악화된 셀룰라이트는 다시 좋아지지 않는데, 딱딱하게 굳어 버린 치즈를 물에 담근다고 원상 복귀되지 않는 이치와 같다.

> 한번 악화된 셀룰라이트는 다시 좋아지지 않는다.
> 딱딱하게 굳어 버린 치즈를 물에 담근다고
> 원상 복귀되지 않는 이치와 같다.

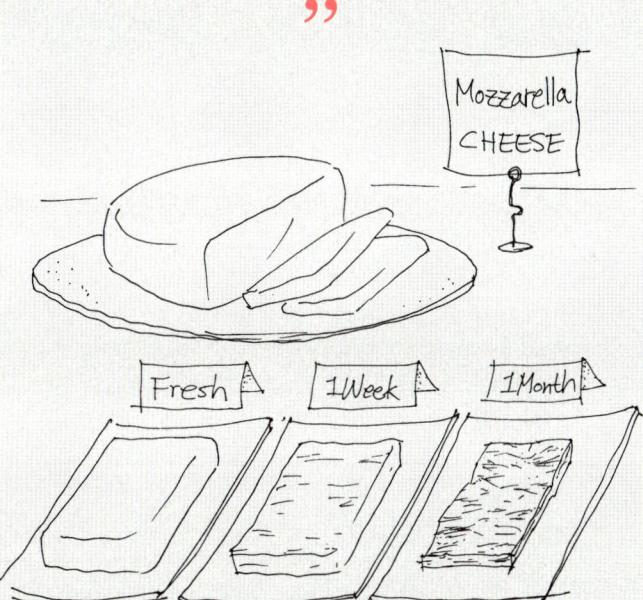

셀룰라이트는
게으름의 결과물?

일반인은 물론 의사도 '셀룰라이트…' 하고 말하면 '운동을…' 하다가 '게을러서 생기는 거 아니냐?'고 반문한다. 섭취량보다 사용량이 적은 게 아니냐면서 말이다. 하지만 게을러서가 아니라 몸의 피로가 쌓여서 기진맥진할 지경이라 셀룰라이트까지 악화된 것이다.

20~30대 내 체중은 대부분 42~43킬로그램을 유지해 왔다(임신 기간을 제외하고). 40대를 코앞에 둔 초여름날, 옷을 갈아입고 있는데, 남편이 뒤에서 지나가는 소리로 '못 보던 울퉁불퉁한 애들이 허벅지에 생겼네'라며 중얼거렸다. 그렇지 않아도 밤마다 먹을 게 머릿속에 맴돌아서 짜고 매운 것을 하루걸러 먹고, 주 6일 진료를 보며, 몸이 너무 피곤해 아침에 곧잘 하던 명상이나 요가도 빼먹기 일쑤라 예민해져 있는데, 그런 소리를 들으니 울컥하여 '당신 뱃살한테나 잘해!'라고 소리를 질렀다. 체중을 달아 보니 500그램이 늘어 있었다. 많이 늘었다고 할 수는 없지만 거울에 뒷 모습을 비춰 보니 못 보던 기차 철로 같은 셀룰라이트가 허벅지에 여러 줄 있고 옆모습에도 띄엄띄엄 오렌지 껍질 같은 피부가 눈에 띄었다. 심지어는 앞도 울퉁불퉁했다. 쫘당!

무조건 많이 움직이는 게
능사가 아니다

병원에서 만나는 환자들은 더 하다.
"저는요, 정말 많이 안 먹어요, 운동도 매일 해요. 유산소 운동도 하고, 필라테스도 하고, 골프도 치고, 아침에 하던 수영을 멈춰서인가 싶어서 수영도 다시 시작했어요……."
식사 일기장을 살펴보면 원푸드 다이어트에 탄수화물 중독기가 있긴 하지만 실제로 많이 먹지는 않았다. 섭취하는 음식 종류나 양을 오히려 늘려야 하는 경우들도 있다. 활동량이 너무 많다는 게 문제인 경우도 있다.
그럼에도 불구하고, '셀룰라이트…' 하고 운을 떼면, 일반인은 물론 의사, 특히 남자 의사는 입가에 살짝 미소를 띠며 '운동을……' 하다가 '게을러서 생기는 거 아니냐?'고 반문한다. 섭취량보다 사용량이 적은 게 아니냐면서.
비만인 경우도 섭취량, 사용량 원리로 설명이 안 되는 경우들이 종종 있는데, 셀룰라이트의 경우에는 이 상관관계가 훨씬 멀다. 셀룰라이트는 만성 염증성 질환이므로, 치료시 오히려 '잘 먹고 잘 쉬고'가 필요한 경우가 많다. 게을러서가 아니라 몸의 피로가 쌓여서 기진맥진할 지경이라 셀룰라이트까지 악화된 것이다.
섬유성 셀룰라이트는 근막통증증후군, 장누수증후군, 만성 염증, 노화 현상 등이 복합적으로 동반되는 일종의 증후군이라 어떤 경우건 굶었을 때 좋아지는 것은 하나도 없다.

제거에 필요한 시간은 양에 비례한다?

셀룰라이트는 여러 가지 과정을 거쳐서 진행되기 때문에 단순히 셀룰라이트의 부피만 보고 치료 예후를 결정할 수는 없다. 허벅지 두께가 굵지 않더라도 셀룰라이트 살성이 찐덕거릴수록, 경화되어 있을수록, 나이가 많을수록 그 허벅지의 살은 상당히 진행된 셀룰라이트 덩어리일 가능성이 높다.

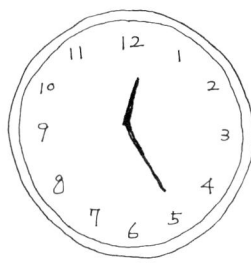

셀룰라이트 치료에 필요한 시간은 셀룰라이트의 양이 아니라 질에 비례한다. 셀룰라이트는 진행성이다. 바탕질의 변성이 진행될수록 되돌리기가 어렵고, 치료에도 더 시간이 걸린다. 즉 악화된 '정도'에 따라 제거에 필요한 시간이 좌우되는 것이지, 셀룰라이트 발생 부위가 적다고 제거하기 쉬운 것도 아니며, 부위가 넓다고 제거하는 데 더 오래 걸리는 것도 아니다.

허벅지에 생긴 셀룰라이트를 밀가루 반죽을 예로 들어 살펴 보자. 반죽을 오래 할수록 물에 잘 안 풀리듯이 셀룰라이트도 찐덕해지는 변성이 진행될수록 제거하기 힘들어진다. 여기서 밀가루는 지방 조직, 물은 바탕질의 부종, 반죽은 셀룰라이트살에 해당한다.

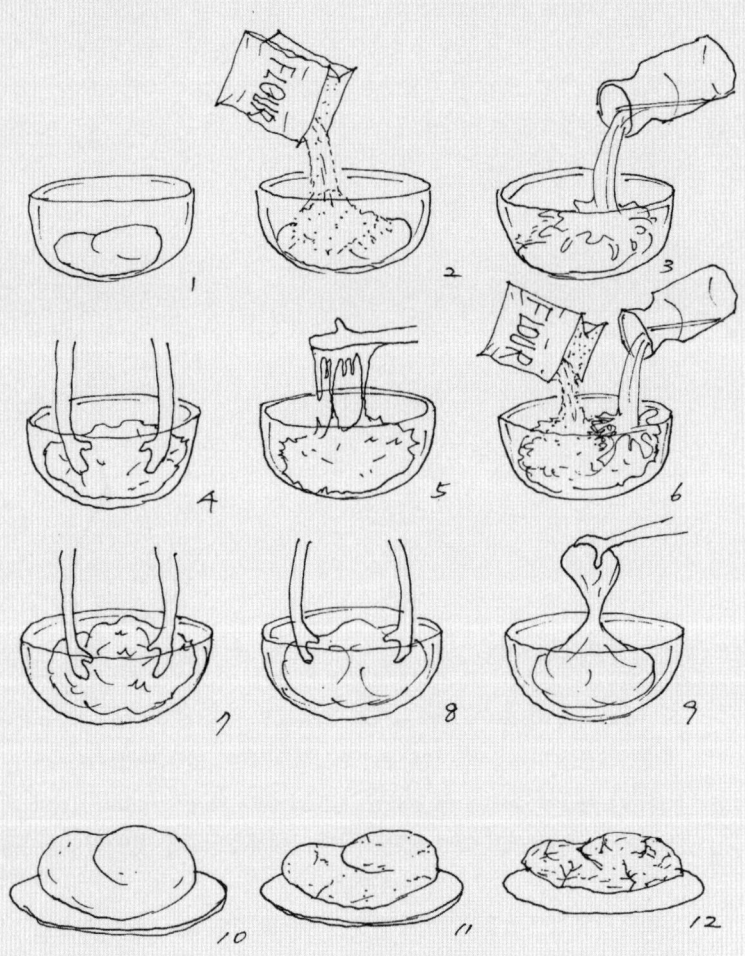

(1······▶2) 사춘기 때 처음 허벅지에 셀룰라이트가 생겼을 때는 지방형에서 출발하므로, 지방양이 늘어남에 따라(밀가루 추가) 점점 부피도 커진다.

(2······▶3······▶4) 부종이 반복되면서(물 추가) 지방형 셀룰라이트가 지방림프성 셀룰라이트로 발전한다.

(4······▶5) 이러한 셀룰라이트는 시간이 지날수록 바탕질의 상태가 찐덕찐덕한 겔성을 띠게 되는데, 밀가루 반죽의 찐덕한 상태를 연상해 보면 알 수 있다.

(5······▶6······▶7) 중간에 지방 조직의 부피가 커지게 되면(밀가루를 추가) 부종도 더 자주 발생하게 되어(물 추가) 다시 허벅지 두께가 두꺼워졌다고 생각하게 된다.

(7······▶8······▶9) 살을 빼기 위한 여러 가지 잘못된 노력들, 이를테면 과한 운동이나 굶기 때문에, 밀가루 반죽을 치대듯이 허벅지 셀룰라이트의 섬유화가 진행되면 부피는 중간에 한창 부종형일 때보다는 줄어들게 된다. 질척질척했던 밀가루 반죽이 치댈수록 부피는 줄면서 쫀득쫀득해지는 경우처럼.

(10······▶11······▶12) 살을 빼려는 억지 노력을 따로 하거나, 또는 살이 찔만한 사건이 없더라도 나이가 들수록 공기 중에 방치한 밀가루 반죽이 굳어지듯이 셀룰라이트도 경화되는 것이다.

셀룰라이트는 여러 가지 과정을 거쳐서 진행되기 때문에 단순히 셀룰라이트의 부피만 보고 치료 예후를 결정할 수는 없다. 허벅지 두께가 굵지 않더라도 셀룰라이트 살성이 찐덕거릴수록, 경화되어 있을수록, 나이가 많을수록 그 허벅지의 살은 상당히 진행된 셀룰라이트 덩어리일 가능성이 높은 것이다.

압박 스타킹과 거들의 치명적인 유혹

코르셋으로 살을 누른다고 그 살이 어디 가는 게 아니다. 오히려 미세 혈행의 길이 막히면서 셀룰라이트로 급격히 진행된다.

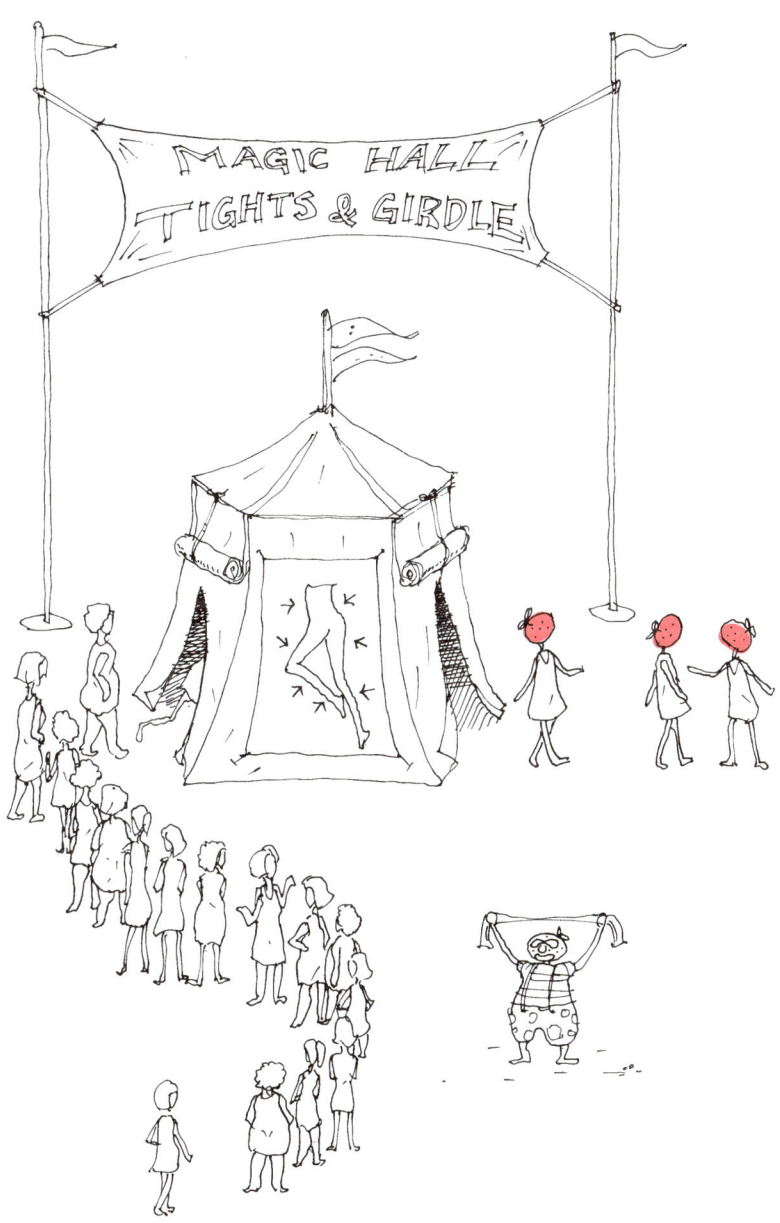

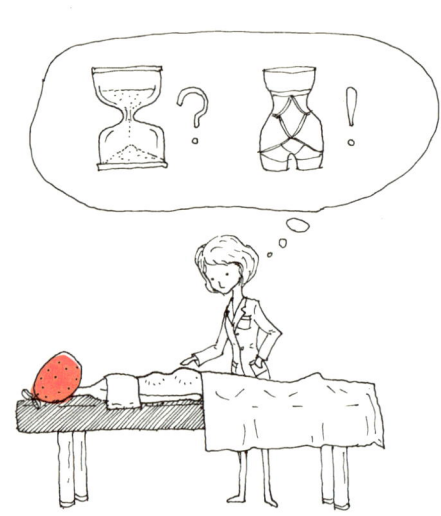

날씬하게 조인다고
그 살이 어디 가겠는가

'코르셋' 하면 자연스럽게 떠오르는 환자가 있다. 30대 중반의 미혼인 그녀는 굴곡진 몸매에 얼핏 보면 발랄한 성격인데, 굉장히 꼼꼼하고 정리정돈을 잘하는 성향에다 미식가이자 대식가라고 자신을 소개했다. 체중이 70킬로그램에 육박해 전체적으로 투실한 살집을 갖고 있지만 유독 복부살만을 빼길 원했다. 지방흡입술의 과거력도 없고 비교적 젊은 나이에, 출산력도 없는 미혼이라 대수롭지 않게 여기고 그녀의 몸을 살펴보았다. 복부의 허리 부분은 심하게 잘록하고, 그 위아래로 살집이 불룩한 모습이 모래시계를 연상시킬 정도여서 고주파 시술을 시작하면서 한 마디 던졌다. "코르셋을 10년은 넘게 입으셨나 봐요. 설마 주무실 때도 착용하세요?"

그녀는 소스라치게 놀라면서 "어떻게 아셨죠?"라고 외쳤다. 펄쩍 뛰며 놀라는 그녀의 반응에 내가 더 당혹스러워 해명에 가까운 답변을 했다.

"허리 모양이, 누가 봐도 딱, 너무나도 오랫동안 코르셋을 착용해 온 그것이어서요. 자연적으로는 이런 모양이 나올 수 없거든요. 특히 여기 허리 위쪽에 주먹 크기로 튀어나온 딱딱한 덩어리 살은 몸에 안 맞는 코르셋을 장기간 입어서 살이 한쪽으로 고립되면서 생긴 모양이네요."

그녀는 그 문제의 '딱딱한 덩어리'가 고민스러워서 여러 병원을 돌아다녔다고 했다. 정형외과, 피부과, 성형외과에서는 원인을 알 수 없다고 했고, 시간이 갈수록 딴딴해지고 커지는 것 같아서 종양이 아닐까 걱정하다가 이제는 아예 체념해서 아까 진료실에서는 물어보지조차 않았다는 것이다. 놀랍게도 그녀는 사춘기 무렵부터 코르셋을 착용해서 15년 넘게 입어 왔다고 한다. 과식하여 배부른 날에는 코르셋으로 더 조이는 습관이 있어서 그런 기형적으로 잘록한 허리 모양을 갖게 된 것이다. 삐져나온 살집은 단단한 결절을 이루고 있었다. 복부 전체가 거대한 모래시계 모양의 돌덩이처럼 굳어진 셀룰라이트여서 여간해서는 빼기 힘들 참이었다. 압축파일을 펼쳐 놓으면 엄청나게 많은 것처럼 살이 압축되어 있는 상태라서 어느 정도 부피가 줄어들기까지 다른 사람의 5~7배 시간이 걸릴 수 있다고 미리 설명해 주었다.

코르셋으로 살을 누른다고 그 살이 어디 가는 게 아니다. 오히려 미세 혈행의 길이 막히면서 셀룰라이트로 급격히 진행된다.

압박 스타킹도
알고 신어야 한다

환자들이 예민하게 질문하는 것 중의 하나가 부종 예방이나 치료 목적으로 착용하는 압박 스타킹 또는 탄력 스타킹에 관한 것이다. 압박 스타킹은 림프부전 환자의 림프 순환에 도움을 주기 위해 착용하는 것이다. 따라서 정맥림프기능부전으로 인해 생기는 부종이나 셀룰라이트에는 도움이 될 수도 있다. 하지만 일반적으로 다리에 발생하는 림프부전은 셀룰라이트 때문에 생기는 결과물이지 셀룰라이트나 부종의 원인이 아니다. 비교적 단순한 지방형 셀룰라이트 단계라면 압박 스타킹 착용으로 미세동맥순환 흐름이 더 나빠지고 림프부전을 가속화시켜서 지방림프종 셀룰라이트로 악화될 수도 있다.

처음부터 정맥림프순환 부전이 있는지 확인하지 않은 상태에서 단순히 부종 개선 또는 셀룰라이트 완화 목적으로 압박 스타킹을 신는다면 오히려 악화될 수 있음을 명심해야 한다.

신던 압박 스타킹을 환자에게 신지 못하게 하는 것은 의사 입장에서도 쉽지 않은 일이다. 일시적으로 더 부종이 악화될 수 있고, 환자는 그 과정을 참아내지 못하고 원망이 늘 수도 있기 때문이다. 그러나 치료가 완료되어 실제로 좋아지기까지는 수기식 또는 장비를 이용한 순환 관리를 하면서, 원인이 되는 지방림프부종 등의 셀룰라이트 개선 임무를 충실히 해내야 한다.

뱃살 빼기에는
복근 운동이 최고?

운동으로 체중을 줄이는 것도 요요가 있고 내성이 있다. 운동을 시작한다면 내가 평생 매일 할 수 있는 운동량인가 생각해봐야 한다. 그러다가 보면 부수적으로 살이 빠지고 체중이 주는 기쁨을 맛볼 수도 있다.

많이 먹고 적게 움직였을 때, 가장 먼저 지방이 축적되는 신체 부위가 복부다. 그렇다면 살을 빼고자 할 때, 가장 먼저 빠지는가, 그렇지는 않다. 특히 나이가 들수록 더 그렇다. 왜일까? 20대까지 홀쭉했던 청년도 30대에 들어서서 서서히 배가 나오다가 30대 중반을 넘어 복부 비만이 되는 경우가 대부분이다. 많이 먹고 적게 움직여서 그러려니, 대수롭지 않게 여기다가 마음 독하게 먹고 웬만큼 식사량을 조절해도 살이 안 빠지는데 저녁 술자리를 줄일 수도 없으니 다른 대안을 찾게 된다. 유산소 운동을 하기에는 시간과 공간의 제약이 많으니까 틈나는 대로 복근 운동을 해서 병원을 방문할 무렵에는 무려 하루에 3천 개까지 해봤다는 분도 있었다. 뱃살에 대해 별로 고민하지 않은 남자 입장에서는 이해가 안 되겠지만 실제 병원을 찾아오는 분들 입장에서는 그렇지 않다. 문제는 잘못된 노력 정도가 아니라 뱃살 상태를 악화시키는 시행착오를 이미 겪고 온다는 것이다.

복근 운동의
장점과 함정

복부 근력 운동으로 얻을 수 있는 긍정적인 결과에 대해 먼저 살펴보자.

01 몸을 많이 움직이는 것이므로 에너지 소모량이 늘어나 지방 대사에 도움이 된다. 저장된 지방은 주로 복부에 축적되므로 복부 지방살이 빠지는 효과가 있다.
(한 연구소에서 30명의 남성을 상대로 27일 동안 총 5,004번의 윗몸 일으키기를 시행한 후 각 부위의 지방 세포 크기를 검사한 결과, 복부나 둔부, 견갑하의 지방 세포 크기 감소 수치는 거의 비슷하게 나타났다.)

02 적당량으로 윗몸 일으키기를 했을 경우, 근력을 향상시키는 데 도움이 된다. 체력이 향상됨은 물론 기초대사율이 올라가 비만 예방에도 효과가 있다.

03 어려운 것을 해냈다는 성취감과 운동 후의 개운함 또한 스트레스 해소 효과로 인해 신진 대사가 활발해지고, 몸에서 지방을 분해하는 호르몬 분비도 왕성해진다.

다음은 원하지 않는 결과인 부작용에 대해서 나열해 보겠다.

01 굳이 복근 운동을 통해 에너지 소모량을 늘리고자 한다면, 다시 말해 눈에 띌 만큼의 지방량이 줄어들 정도까지 복근 운동을 하게 되면, 복근이 발달하기보다는 손상되는 결과를 낳는다. 즉, 복근 운동은 에너지 소모량을 늘리기 위해 시행하기에는 너무나 효율성이 떨어지는 무산소 운동이다.
(지방량을 줄이고 싶다면 지방 소모에 효과적인 유산소 운동법을 택해야지 굳이 효율성 떨어지는 복근 운동일 필요는 없다.)

02 그런데도 지방을 줄이겠다고 복근이 손상될 정도로 많은 윗몸 일으키기를 하면 근육에 흠이 생기거나 뭉치고 근육이 단축되기도 한다. 더 안 좋은 것은 근육을 싸고 있는 근막에 먼저 상처가 생겨 염증이 생긴다는 것이다. 이렇게 근육살에서 초래된 근막염은 피하지방층의 변성까지 초래한다. 즉, 복부 피하지방층에서의 셀룰라이트를 만들거나 악화시키는 역할을 한다. 이렇게 되면 일부 지방은 소모가 됐더라도, 결과적으로는 더 많은 양의 셀룰라이트살이 새로 생겨나 오히려 복부살을 빼기 힘든 상태로 만들어 버린다.

03 힘든 운동을 해냈다는 대견함에다 식욕도 좋아져 자신도 모르게 과식을 하게 된다. 그러면서도 '아까 운동을 했으니까 이 정도는 먹어 줘도 살로 안 갈 거야'라고 합리화한다. 결과적으로 있던 지방 50그램 줄이고 500그램 새로 얻는 사태가 벌어진다.

복근 운동을 처음 얼마 동안 할 때는 뱃살이 어느 정도 줄었는데, 그 이후에는 하나도 안 줄어든다고 호소하는 경우 이러한 효과와 부작용 때문이다.
처음부터 뱃살 전체가 온통 셀룰라이트 상태라면, 복근 운동 때문에 셀룰라이트 변성이 촉진돼 밀도가 높아져서 일시적으로 뱃살이 줄어드는 것처럼 보인다. 그러다 밀가루 반죽을 계속 치대서 부피를 줄인 것처럼 더 이상 사이즈가 줄지 않게 된다.

뱃살을 빼기 위해 알아둬야 할 팁

먼저 운동을 체중 감소의 도구로 여기지 말자. 운동을 많이 해서 살을 뺄 수는 있다. 매체에서 운동으로 살을 빼는 게 대단히 건전하고 올바른 일인 양 떠들어대는 바람에 다들 비만한 사람은 죄다 운동을 안 해서 뚱뚱해진 듯 여기게 되었다. 한편 많이 먹고도, 까짓것 운동해서 빼면 된다고 스스로를 안심시키기도 한다. 살을 뺄 정도의 운동을 하려면 많은 시간, 많은 양, 높은 강도의 운동을 해야 한다. 하루에 세 시간씩 땀을 뻘뻘 흘리며 운동을 해서 3개월간 10킬로그램을 뺐다고 치자. 이런 일은 실제로 흔하다.

그 다음에는 계속해도 살이 빠지지 않아 재미도 없고, 일상생활에 지장이 있을 정도로 마냥 운동만 하고 있을 수는 없어서 5개월 만에 그만두었다. 그랬더니 야금야금 다시 체중이 불기 시작하더니 6개월이 지나서는 원래 체중이 되고, 시간이 갈수록 체중이 더 늘어나서 운동 전 체중보다 10킬로그램 정도, 즉 운동해서 뺀 체중의 두 배나 늘어 병원에 내원한 사례도 있다.

운동을 세 시간씩 하니 처음에는 어느 정도 먹어도 살이 빠져서 10킬로그램은 줄일 수 있었다. 3개월쯤 지나 2개월간은 운동량을 유지해도 체중이 더 이상 줄지 않았다. 그렇다면 그 체중을 유지하기 위해서는 계속 3시간씩 운동을 해야 한다는 얘기다. 이미 그는 3시간씩 운동하며 체중을 유지하는 라이프스타일과 몸 상태를 구축해버린 것이다. 그런데 운동을 딱 끊어 버렸으니 다음 상황은 불 보듯 뻔하다.

운동으로 체중을 줄이는 것도 요요가 있고 내성이 있다. 운동을 시작한다면 내가 평생 매일 할 수 있는 운동량인가 생각해 봐야 한다. 운동은 건강을 증진하고, 체중을 유지하기 위한 정도의 도구여야 한다. 그러다가 보면 부수적으로 살이 빠지고 체중이 주는 기쁨을 맛볼 수도 있다. 그 정도 선에서 운동량과 강도를 맞춰야 몸에 무리가 없고 셀룰라이트가 생기는 것도 막을 수 있다. 운동으로 뺐다가 오히려 그만큼 더 쪄서 다시 똑같거나 그 이상의 운동으로 노력했는데도, 처음만큼 안 빠져서 병원에 달려온 환자들은 바로 이러한 적정선을 지키지 못한 경우이다. 무리한 운동으로 셀룰라이트살의 비중이 높아짐으로써 살이 잘 안 빠지는 체질로 바뀌어 버린 것이다. 복근 운동은 뱃살이 어느 정도 빠진 다음에 시작해도 늦지 않다. 적당한 시점에 적당한 복근 운동은 멋진 복부 라인을 만드는 데 아주 바람직하다.

많이 걸으면 허벅지살이 빠진다?

유산소 운동을 하거나 굶어서 다리살을 빼려는 여성들은 셀룰라이트 증후군을 앓고 있는 경우가 대부분이다. 셀룰라이트는 근막 염증과 만성 피로를 동반하는데 이 상태에서 많이 걷는 운동까지 하면 근육 과사용으로 셀룰라이트는 더 악화된다.

무조건 많이 걸으면
오히려 셀룰라이트가 악화된다

열심히 운동하고 많이 걸으면 체중은 빠질 수 있어도 허벅지살의 대부분을 차지하는 셀룰라이트는 악화된다. 유산소 운동을 하거나 굶어서 다리살을 빼려는 여성들은 셀룰라이트 증후군을 앓고 있는 경우가 대부분이다. 셀룰라이트는 근막 염증과 만성 피로를 동반하는데 이 상태에서 많이 걷는 운동까지 하면 근육 과사용으로 셀룰라이트는 더 악화된다.

쉽게 말해 체형이 뒤틀리고 근막이 손상된 상태거나 만성 피로로 셀룰라이트가 심화되고 있는데, 여기에 걷는 운동까지 잔뜩 하면 근막은 더 손상되고 피로가 가중되어 허벅지의 셀룰라이트는 불난 집에 기름 부은 모양새로 확 나빠지게 되는 것이다.

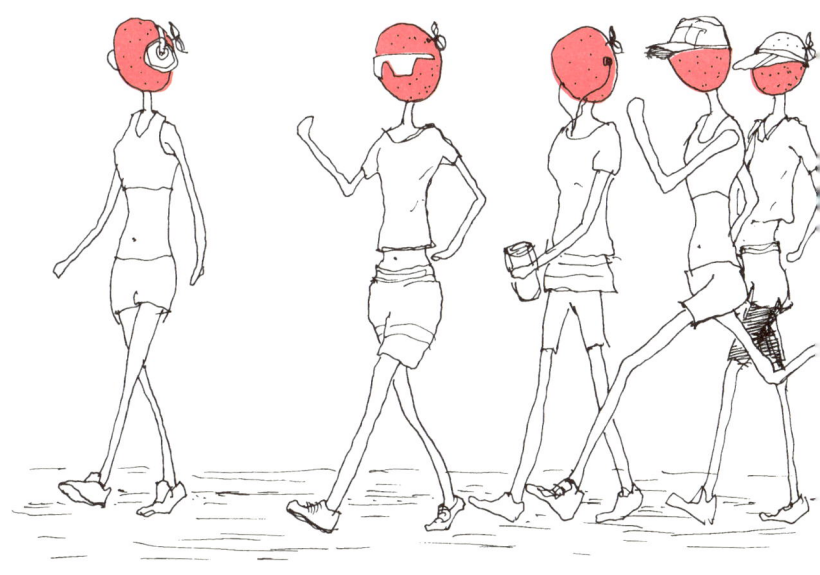

바른 방법으로 걸어야
셀룰라이트가 좋아진다

걷기 방법은 개인차가 크다. 사람에 따라, 신는 신발에 따라 발 모양과 걷는 모양새가 다르기 때문이다.

평소 하이힐을 자주 신는 사람은 앞꿈치부터 내딛게 되므로 다른 이들에 비해 아킬레스건이 짧은 상태가 된다. 이런 상태에서는 힐을 신지 않고 걸어도 발목에 무리가 와 발목 부위 건부착염증으로 진행돼 부종이 생기고 이어 셀룰라이트가 형성된다. 그러니 힐을 신지 않아도 발뒤꿈치가 아픈데, 이 경우에는 뒷부분에 쿠션이 더 들어가 있는 운동화를 골라야 하고 걷기 운동을 마친 다음 종아리에 통증이 있을 시 뭉친 근육을 풀어줘야 한다.

걷기를 운동으로 할 때는 보통 사람의 걸음걸이, 약 시속 4킬로미터보다 좀더 빠른 6.4킬로미터 정도가 좋다. 활동량이 많은 사람이라면 분당 약 100걸음 정도가 체지방 연소에 효과적이다. 활동량이 적다면 90걸음의 속도로 매일 1.6킬로미터 정도씩 걷는 것이 바람직하다. 걸을 때는 허리와 가슴을 곧게 펴서 정면을 바라보도록 한다. 시선은 전방에서 15센티미터 정도 위를 향하면 더욱 편안하다. 최근 파워워킹이라 해서 팔과 다리를 힘차게 흔들며 걷는 사람도 있지만 이 방법은 관절과 인대에 무리를 주어 셀룰라이트를 더욱 조장할 수 있다. 즉 어깨에 힘을 빼고 앞뒤로 자연스럽게 흔들어 주는 것이 가장 좋다.

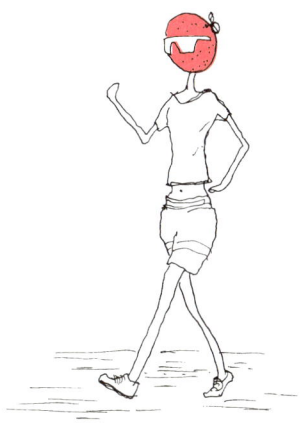

걷는 시간보다는 자세와 다리 모양이 훨씬 중요하다. 평소 다리를 약간씩 벌리고 걷는 습관을 가지고 있다면 더욱 신경 쓸 필요가 있다. 일반적으로 성인은 오른쪽이든 왼쪽이든 한쪽으로 치우치는 경향이 있는데, 바른 균형감을 유지하면서 십일자(11)로 걸으면 습관도 고칠 수 있다. 이때 발이 땅에 닿는 순서는 뒤꿈치부터 발바닥, 엄지발가락을 반드시 지켜야 한다. 배에 힘을 준 상태에서 코로 숨을 들이 마시고 입으로 내뱉으면 체지방 연소에 더욱 효과적이다.

목이 마르다면 중간에 걸음을 멈추고 수분을 보충하고, 걷기 운동을 마친 후에는 종아리와 발목 관절을 풀어줘야 한다. 초보자건 어느 정도 숙련된 상태건 운동 전에 무릎과 발목 스트레칭으로 근육을 부드럽게 만들어 주는 준비 운동은 필수다.

걷는 행위 자체가 다리에 무리를 준다면 '걷지 않는 것'도 하나의 방법이다. 대신 이 과정을 올바르게 걷는 방법을 찾는 단계로 받아들여야 한다. 발바닥이 많이 뒤틀려 있어서 아무리 바르게 걸으려고 해도 잘 안 되는 경우도 더러 있다. 이런 경우에는 보조기를 장착하는 것이 좋다. 발바닥 아치가 불안정한 경우 많이 걸을수록 아킬레스건과 발목 주변 인대에 무리를 줄 수 있기 때문에 질 좋은 교정용 맞춤 깔창을 사용하는 것이 바람직하다.

살 나이, 살갗 나이보다 정확한 노화의 척도

살의 겉을 에워싸고 있는 피부는 살의 문제를 밖으로 투영하는 것일 뿐이다. 살은 우리 몸의 건강 상태를 나타내는 중요한 지표이기 때문에 살이 병들고 노후하다면 건강의 황색 신호등이 켜진 셈이다.

나이 들어 보이는 얼굴,
그 원인은 따로 있다

겉모습에서 '나이 들어 보인다, 아니다'라는 판단은 몸보다는 얼굴, 그 중에서도 주름과 처짐 등을 기준으로 삼는 경우가 일반적이다.

사람들은 흔히 피부의 주름이나 얼굴 처짐 두 가지 모두 피부 아래 위치하는 것(피하 조직)에 의해 결정된다는 것을 간과한다. 살의 겉을 에워싸고 있는 피부는 살의 문제를 밖으로 투영하는 것일 뿐이다. 피부 노화는 피부 아래 살의 노화에 의해 결정되는 것이지, 노화의 시발점이 아니다. 셀룰라이트야말로 더할 나위 없는 노화의 척도이다. 왜냐하면 표피-진피-피하 조직(지방 조직에서 근육 근막에 이르는 조직층)의 퇴행성 변성을 가리키는 말이기 때문이다. 즉 셀룰라이트란 노후하여 지치고 병든 살인데, 이것보다 확실한 노화의 척도가 어디 있을까? 나이 들어 보이는 얼굴, 주범은 셀룰라이트 뭉침 현상이다.

의학용어로 피부는 표피, 진피층을 말한다. 피부 아래층, 즉 피하층은 주로 피하지방층을 이야기하는데, 엄격하게는 그 아래 근막과 근육까지를 말한다. 다시 말해 피하층은 지방층과 근육층이며, 순수 우리말로 살이다.

정리해 보면 피부는 살갖, 살가죽이고, 살을 에워싼 껍질막 조직이다.

근육살을 에워싼 조직인 근막이 근육살의 상태를 고스란히 반영하듯이 살을 에워싼 조직인 피부막이 살의 상태를 고스란히 반영하는 것은 당연하다. 피부는 살의 건강 상태를 반영하는 투명한 유리 같은 존재인데, 살갗 상태만 바꾸려고 해봤자 무슨 소용인가? 그것은 정작 보여 줄 물건 정리에는 관심 없고 쇼윈도 유리창만 반짝반짝 닦는 것과 같은 걸.

흔히 피부는 우리 몸 전체를 둘러싸는 기관이라고 한다. 살은 우리 몸의 건강 상태를 나타내는 중요한 지표이기 때문에 살이 병들고 노후하다면 건강의 황색 신호등이 켜진 셈이다.

젊고 건강해보이고 싶다면
셀룰라이트 관리부터

다음과 같이 생각할 수도 있겠다.

"뭐 나이가 들어가면서 살도 나이가 들겠지. 당연한 거 아냐? 그런데 살이 나이 들었다는 게 뭐가 어쨌다는 거지? 쫙쫙 굶어서 완전 말라보이면 됐지. 살이 썩어 보이든 무슨 상관이겠어? 가리고 다니면 되지. 살이 나이 든다고 죽을병에 걸리는 건 아니잖아?"

하지만 나의 답변은 이러하다.

01 "셀룰라이트살은 나이가 들수록 점점 심해지기 때문에 빠지지 않습니다."
02 "쫙쫙 굶는다고 해서 생긴 셀룰라이트가 없어지지는 않습니다."
03 "살이 썩어 보이는 것도 문제지만, 그것보다는 셀룰라이트 덩어리 그 부피감이 더 큰 문제겠지요."
04 "썩어 보이는 것도 문제이긴 하지요."
05 "셀룰라이트살 때문에 당장 죽지는 않겠지만, 산화 스트레스가 고스란히 쌓이고 있다는 증거이니 건강에 당연히 해롭습니다."

이런 의문을 갖는 사람도 있다.

"셀룰라이트가 노화의 지표가 과연 맞을까요? 목욕탕에 가서 할머니들을 보면 셀룰라이트가 없는 분들도 많던데요……."

셀룰라이트가 뭐라고 생각하는지 의문스러워지는 질문이다. 다리가 비쩍 말라서 심지어 근육감소증까지 진행되어 걷기 힘들어진 분들을 생각하는 걸까? 그분들 허리가 아가씨 허리 같나? 허리가 날씬하다고 해도 등짝이 크리스마스 트리처럼 처지고 겨드랑이가 뭉툭해 보이는 살가죽들은 무엇이란 말인가? 체중을 유지해도 젊었을 때의 몸매가 나오지 못하게 하는 이유가, 바로 셀룰라이트 때문인 것이다.

> "정작 살의 상태에는 관심 없고 살갗(피부) 상태만
> 바꾸려는 것은 쇼윈도 안의 물건 정리에는 관심 없고
> 유리창만 반짝반짝 닦는 것과 같다.

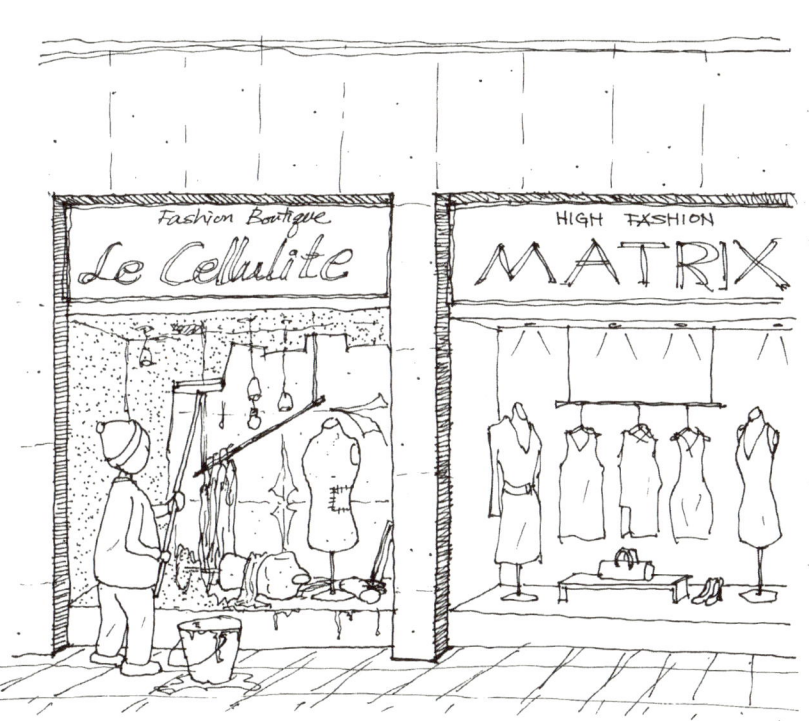

상황이 아래와 같다면 근육살의 노화와 그로 인한 바탕살의 노화, 즉 기능을 잃고 퇴화되어 병들고 늙은 살, 셀룰라이트 때문일 가능성이 크다.

01 거의 같은 몸무게인데, 손목이 두꺼워져서 시계줄 구멍을 바꿔야 한다.
02 가슴살은 빠졌는데, 대신 겨드랑이가 두툼해져서 브래지어가 버겁다.
03 심지어 체중이 2킬로그램이 줄었는데 팔뚝살이 흘러내린다.
04 체중은 그대로인데 치마 허리가 꽉 조여서 불편하다.
05 딱 2킬로그램이 어느샌가 늘었는데, 아무리 운동하고 굶어도 1개월이 지나도록 변동이 없다.
06 바지 사이즈가 그대로인데, 허벅지 앞쪽에 안 보이던 살이 보이고 운동을 해도 반응이 없다.
07 10년 전이랑 몸무게 등 다 같은데 허리가 없어져서 다이어트 했더니, 기운만 빠진다.
08 몸무게가 늘었는데 '얼굴살 빠져 보인다, 피곤해 보인다'는 얘기를 듣는다.
09 하루에 1000킬로칼로리씩 매일 2개월간 먹었는데 몸무게가 1킬로그램도 안 빠진다.
10 운동을 매일 두 시간씩 계속 10년 이상 해 왔는데 몸무게가 조금씩 는다.
11 2년 전에 시도해서 성공한 다이어트 방법으로 그대로 했는데 체중감량에 실패했다.

요약하자면 흔히 말하는 나잇살의 정체는 셀룰라이트인 경우가 태반이다.

말랐는데 살쪘다는 여자들

다이어트 때문에 근육 조직에 영양분이 제대로 공급되지 못했고, 지방 흡입으로 발생한 유착으로 그 아래 근막이나 힘줄, 인대에 저산소증이 생겨 기능이 점점 떨어지고 약해졌다. 이로 인해 조금만 사용해도 근막, 힘줄, 인대에 염증이 생기면서 피하층의 셀룰라이트화를 가속화시키고 만 것이다.

체질량 지수는
셀룰라이트의 지표가 될 수 없다

체질량 지수나 체중이 정상 이하로 나오는데도 환자가 살쪘다고 우긴다면, 환자가 예민하다고 여기기 전에 셀룰라이트부터 의심해 봐야 한다. 섬유성 셀룰라이트 같은 경우에는 체질량 지수나 체중, 심지어 체지방 분석으로도 셀룰라이트 정도를 가늠하기가 어렵다. 이것들은 셀룰라이트의 지표가 될 수 없다. 이런 경우에는 말랐지만(체중은 정상이거나 그 이하여도) 살찐 것이 맞다. 셀룰라이트 살이 잔뜩 찐 거다.

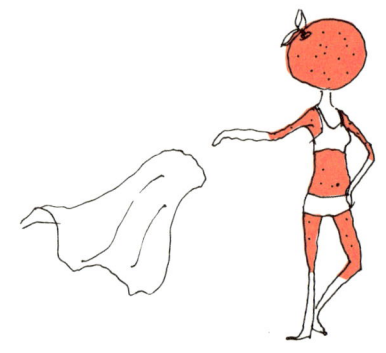

"병든 살에 의지해 걷고 있는 거예요"

병원에 들어선 오 여사는 스키니 진 차림에 왜소하고 깡말라 보이는 체구였다. 얼굴은 무표정하고 기운이 하나도 없어 보였다. 그녀는 자기 다리가 굉장히 굵다고 생각하는데다 체중이 최근 들어 조절이 안 된다고 호소했다. 게다가 3년 전에 허벅지 지방 흡입을 시도한 적이 있었다.

키 158센티미터, 몸무게 45킬로그램으로 체질량지수상 체지방 10.5킬로그램에 BMI 18.03이었다. 측정해 보니 이 수치만(약간 저체중에 해당된다) 놓고 보면 그녀는 거식증 환자임에 틀림없었다. 하지만 진찰 결과, 그녀의 다리는 심각하게 셀룰라이트가 진행되어서 겉으로 봤을 때 고래 심줄처럼 딱딱한 밴드가 많고, 군데군데 울퉁불퉁하게 패어 있으며, 전체적으로 쫀득쫀득한 젤리처럼 되어 있었다.

반복된 다이어트로 인해 피하층의 결합 조직은 다 무너진 상태고 근육량이 적은데다 너무 약해서 조금만 걸어도 다리가 퉁퉁 부었다. 그녀에게 다리 상태를 쉽게 이해시키기 위해서 단호하게 이야기했다.

"당신의 다리 뼈 주변에는 정상적인 근육살이나 지방살이 거의 없고, 병든 셀룰라이트살로만 둘러 쌓여 있습니다. 병든 살에 의지해서 걸어 다니시는 거예요."

조금 과장해서 표현했지만 그녀가 계속 시도하는 무리한 다이어트를 당장 멈추게 하고 싶었다. 허벅지살을 빼려고 다이어트를 할 때마다 셀룰라이트 정도는 점점 심해졌는데, 그녀의 살을 집어 올려 보면 근육이 아닌 부분들이 생각한 것보다 더 한 움큼씩 잡히니, 그녀로서는 뺄 살이 많다고 생각하는 것이다.

자신의 몸 상태를
제대로 알고 있는가

그녀는 섬유부종성 셀룰라이트의 전형적인 유형이었다. 지방량이 많지 않으면서도 지방층이 두꺼워지는, 즉 바탕질이 섬유화되면서 부종이 생겨 쫀쫀하게 부풀어 오르는 살성이었던 것이다. 어항에 덩치가 큰 물고기를 넣어도 물이 넘칠 수 있고, 물을 더 넣어 넘치게 할 수도 있다는 것을 상기하면 된다. 셀룰라이트가 생기는 원인은 여러 가지인데, 그녀 같은 경우에는 반복된 다이어트로 결합 조직이 손상되고, 간질에 노폐물이 쌓여 있는데다, 지방을 뺄 내용물이 없었음에도 흡입술을 받은 결과 상처 입은 피하 조직이 유착되어 가고 있었다. 또한 다이어트 때문에 근육 조직에 영양분이 제대로 공급되지 못했고, 지방 흡입으로 발생한 유착으로 그 아래 근막이나 힘줄, 인대에 저산소증이 생겨 기능이 점점 떨어지고 약해졌다. 이로 인해 조금만 사용해도 근막, 힘줄, 인대에 염증이 생기면서 피하층의 셀룰라이트화를 가속화시키고 만 것이다.

치료법으로 섬유화된 조직을 완화시키는 충격파와 지방량을 줄이고 미세순환을 원활하게 만들어 주는 심부열 고주파 등을 병행했는데, 기대했던 것보다 다리 사이즈도 잘 줄어들었고, 셀룰라이트를 덜어냄으로써 체중도 1.5킬로그램 정도 줄었다. 오렌지 껍질 모양의 피부도 많이 개선되고 탄력도 좋아져서 그녀의 만족도는 높았지만, 제대로 된 근육을 섬세하게 만들어야 한다고 설득하지는 못했다. 그녀 생각에 근육살이란 곧 다리를 굵게 만드는 원흉이기 때문이다.

또한 치료 기간 동안에라도 탄수화물 중독에서 벗어나서 영양소를 골고루 섭취할 것을 누누이 강조했지만 솔직히 낙관할 수는 없었다. 수십 년간 굳어진 라이프스타일을 하루아침에 고치는 것은 누구라도 어려울 것이다. 모든 일에 열정적이었던 그녀에게 이제 필요한 것은 '라이프스타일 교정'인데 그 열정을 또 다른 '살 빼는 방법'을 찾는 데 쏟고 있는 것은 아닌지 걱정이 된다.

살은 그 사람의 라이프스타일을 반영한다. 따라서 셀룰라이트 치료에는 라이프스타일 교정이 반드시 동반되어야 한다. 라이프스타일과 식습관 교정은 셀룰라이트 치료에서 더도, 덜도 아닌 딱 절반을 차지한다. 나머지 절반은 시술로써 교정하더라도.

살을 보면
인생이 보인다

일흔 살이었던 그녀의 뱃살은 아직 살성이 지방형 셀룰라이트였다. 거의 순수 지방증에 가까웠기 때문에 쉽게 빠질 수 있었다. 그야말로 많은 양의 지방이 셀룰라이트로 진척되지 않고 얌전하게 머무르고 있었던 것은 그녀의 안정적인 라이프스타일이 뒷받침되었기 때문이다.

사람이 평생 달고 다니는 살에는 그 사람의 인생이 스며든다. 살의 주인이 살아온 라이프스타일이 고스란히 살에 반영된다는 이야기이다. 착하게 찐 살은 나이가 들어서도 착하게 빠진다. '살을 보면 그 사람의 인생이 보인다'는 것은 여러 해 동안 수많은 환자들을 진료하면서 깨달은 사실이다. 이런 생각을 할 때마다 떠오르는 환자가 있다.

살도 그녀의
온화한 인품을 닮다

수줍게 진료실 문을 열고 들어 선 그녀는 일흔 살의 흰머리가 고운 할머니였다.
"이 나이에 뱃살 빼러 오는 사람도 있을까요? 노인네가 참 주책맞네 생각할 거 같은데. 주치의 선생님이 무릎 통증 때문에 살을 빼라고 하셔서요."
"아닙니다. 여든 넘으신 분들도 오시는데 무슨 말씀이세요. 잘 오셨어요."

복부에 끼어 있는 살들은 그녀의 얼굴만큼이나 고운 지방살이었다. 양이 좀 많아서 세 차례에 걸친 심부열 고주파 시술을 시행하기로 했다. 연세를 고려해 간격을 두고 천천히 진행하기로 하고, 유산소 운동은 따로 하지 않기로 했다.
평생 단 한 번도 다이어트라는 것을 해본 적이 없다 하셔서 '셀룰라이트가 좀 덜 할 수 있겠구나' 싶으면서도 솔직히 걱정은 좀 되었다. '그래도 연세가 있어서 살 쪄 있었던 기간도 꽤 되고 변성도 많이 진행되었을 것이다. 신진대사야 당연히 느릴 테고······. 혹시 하루에 3천 킬로칼로리씩 맘껏 먹어야 한다고 고집을 피우는 유형이면 어쩌지? 하지만 겨우 용기를 내서 병원에 오신 분이니 일단 안심시켜 드리고 최선을 다해보자'라는 심정으로 치료에 임했다.
식사일기장을 체크하니 그녀는 다행히도 평소 하루에 1500~1800킬로칼로리를 섭취하고 있었다. 하루 세 끼 한식에 반찬 세 가지 이상을 갖춰 3첩 또는 5첩 반상을 먹는 식습관이 있었다. 여기서 국물을 가급적 먹지 않도록 하고 아침에 습관적으로 당분이 많이 들어간 과일맛 요구르트 먹는 걸 중단하도록 권유했다. 유산소 운동을 안 하는 대신 시술 결과가 빨리 나올 수 있게 평소보다 10퍼센트 정도를 적게 먹도록, 매 끼마다 밥을 세 숟가락씩 덜어 내도록 권장했다.

두 달 뒤 중간 시술 결과는 나도 깜짝 놀랄 정도로 훌륭했다. 심부열 고주파를 두 차례에 걸쳐 시술하여 줄어든 체지방량은 5킬로그램 남짓이었고 체중도 딱 그만큼이 빠졌으며 복부 둘레가 10센티미터 이상 줄어들었다. 그야말로 20대 신진대사의 속도로 빠진 것이었다. 유산소 운동을 병행하지 않고 식생활 교정을 거의 안한 상태에서 시술로만 얻어진 결과였다. 심부열 고주파는 경험상 복부 비만의 경우, 1회 시술시 0.8~1.5킬로그램의 체지방 감소를 가져온다. 여기에 소요되는 기간은 2~3주 정도다. 연세가 일흔인 것을 감안하여 신진대사가 느릴 것으로 판단하고 한 달 간격으로 반복 시술을 계획한 건 시술 효과도 일반인의 70퍼센트 정도일 거라고 예상했기 때문인데 오히려 평균치 이상의 성공적인 시술 결과를 보인 것이다.

그녀의 살들도 온화한 인품을 닮았다고 병원의 모든 직원들이 기뻐했다.

그녀 뱃살의 살성은 아직은 지방형 셀룰라이트였다. 거의 순수 지방증에 가까웠기 때문에 쉽게 빠질 수 있었다. 그야말로 많은 양의 지방이 셀룰라이트로 진척되지 않고 얌전하게 머무르고 있었던 것은 그녀의 안정적인 라이프스타일이 뒷받침되었기 때문이다.

집에서 먹는 좋은 식재료로 꾸며진 규칙적인 식생활을 유지해 온 데다 살을 빼기 위해 굶거나 단기적 다이어트를 한 적이 없었던 탓에, 오로지 섭취량과 소비량의 차이로 축적된 지방이 복부에 쌓여 있었던, 그야말로 지방형 부분 비만 상태였던 것이다. 그러니 치료법이 시행되자마자 별 저항 없이 스르르 빠져나가기 시작한 것이다.

PART 04
제 3 의 살

셀룰라이트의 여러 얼굴들

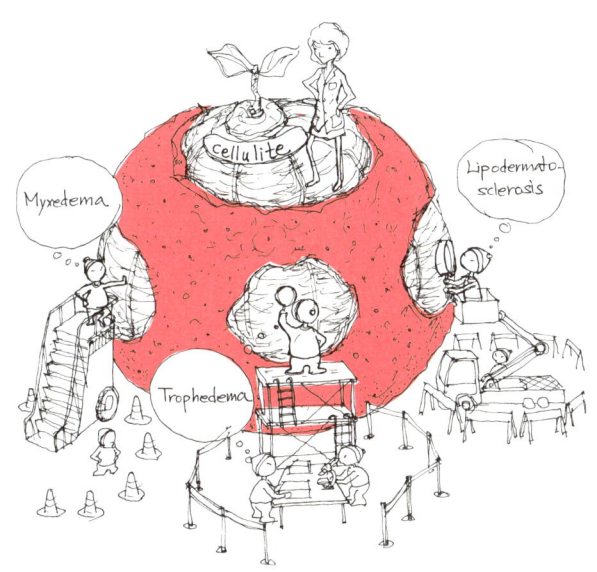

01
오렌지 껍질이 된 각각의 사연

02
오해는 이제 그만! 지방은 죄가 없다

03
바탕이 더러워지면 살은 찐득하게 굳는다

04
셀룰라이트의 얼굴은 수십 개

05
차가운 것이냐, 뜨거운 것이냐

06
머리부터 발바닥까지, 부위마다 다른 셀룰라이트

오렌지 껍질이 된 각각의 사연

살갗이 오렌지 껍질처럼 울퉁불퉁하고 잘 빠지지 않는다는 이유로 같은 셀룰라이트라는 이름으로 묶여 있긴 하지만 실상 살의 모양은 생긴 사연에 따라서 제각기 다르다.

흔히 셀룰라이트의 두드러진 특징으로 오렌지 껍질처럼 울퉁불퉁해진 살갗을 이야기한다. 오렌지 껍질 피부는 한눈에 봐도 뚜렷하지만 대개 피부를 꼬집으면 비로소 나타나기도 한다. 셀룰라이트의 원인이 지방에 있느냐, 근육에 있느냐, 바탕질 자체에 있느냐에 따라 셀룰라이트는 각각 다르다. 오렌지 껍질처럼 울퉁불퉁하고 잘 빠지지 않는다는 이유로 같은 셀룰라이트라는 이름으로 묶여 있긴 하지만 실상 살의 모양은 생긴 사연에 따라서 제각기 다 다르다. 크게 세 가지로 나누어 그 양상과 특징을 설명하였으니 혹 본인이 오렌지 껍질 같은 피부를 갖고 있다면 다음의 세 가지 중 어디에 속하는지 확인해 보기 바란다. 물론 유형에 따라 치료법과 예후도 달라진다.

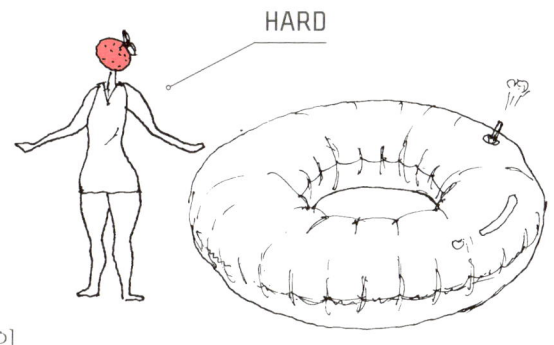

1 단단한 살성의
지방형 셀룰라이트(따스한 셀룰라이트)

흔히들 생각하는 셀룰라이트이다. 하지만 많게는 29가지 유형으로 분류되는 전체 셀룰라이트 유형 중에 차지하는 비중은 그다지 크지 않다.

이때 오렌지 껍질 모양으로 살이 파이는 이유는 과도한 지방 조직 때문에 결합 조직이 끌어 당겨지기 때문이다. 지방살이 과도하게 커지면서 일정 간격으로 매듭을 지어 놓은 튜브에 바람을 가득 넣은 듯 빵빵하고 촘촘한 느낌의 울퉁불퉁 오렌지 껍질의 살갗이 만들어진다.

탄력 있는 근육과 피부를 가진 젊은 여성에게 주로 나타나지만, 허리는 잘록한데 엉덩이와 허벅지가 두꺼운 젊은 여성에게서도 흔히 볼 수 있다. 이런 지방형 셀룰라이트는 지방 부종으로 이어질 수도 있지만, 이 단계에서는 통증이나 부종이 동반되지 않는다. 장내 세균총 이상도 없어서 복부 팽만감도 없다. 다만 갑자기 살이 찔 때 생기므로 보통은 살이 트기도 한다.

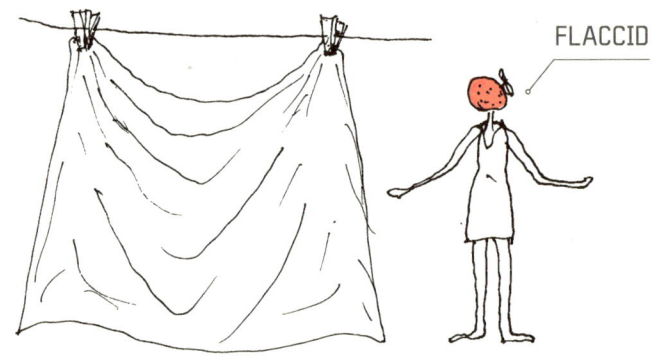

2 흐늘흐늘한 살성의 섬유부종형,
섬유성 셀룰라이트(차가운 셀룰라이트)

필자는 이런 형태의 셀룰라이트를 워낙 많이 보아 익숙하지만 보통 사람들은 이런 형태의 살성을 셀룰라이트로 인식하지 못한다. 사실 이것이야말로 지방질이 아닌 근육질이나 바탕질 자체의 변성 때문에 생긴 바탕질성 셀룰라이트이다. 여기서 말하는 오렌지 껍질 모양의 패임은 여러분의 상상과는 많이 다를 수 있다. 오렌지 껍질 원흉이 지방 알갱이가 아니니까 당연히 그럴 것이다.

젊었을 때부터 날씬하다는 얘기를 꽤나 들었을 법한 중년 여성에게서 흔히 볼 수 있는데, 사실 이 셀룰라이트야말로 나잇살의 모태가 아닌가.

마흔 중반에 들어서면, 동창 중에 이런 사람이 꼭 있기 마련이다. 얼마 전까지 호리호리한 몸매에 앳된 얼굴이었는데 몇 년 사이에 볼살은 더 빠져 보이고, 분명 마르기는 했는데 왠지 예전 느낌이 아니고, 자세히 보면 팔뚝이 꽤나 두꺼워진데다 목선도 두둑하고, 허리선도 확실히 다르다. 예전에 비해 살이 더 찐 것 같지는 않은데 뭔가 확실히 달라져 있고……. 그녀에게 무슨 일이 생긴 걸까? 사람들은 이럴 때 뒤에서 꼭 한마디씩 한다. "걔도 어쩔 수 없이 나이가 들었더라." 물론 당사자 앞에서야 이렇게 얘기하겠지만. "어머, 넌 어쩜 하나도 안 변했니. 방부제를 먹고 사니?" 여기서 그녀에게 최근 벌어진 일을 잠깐 엿보자.

01 언제부터인가 체중이 야금야금 2~3킬로그램이 불어나길래
02 식욕 억제제를 먹으며, 하루에 600칼로리로 며칠씩 버텨 보지만,
03 젊었을 때처럼 체중이 빨리 안 줄고 겨우 500그램쯤 빠지나 싶으면
04 너무 기운이 없고 어지러워서 폭식을 한다.
05 다시 다이어트에 돌입, 이번에는 두 달간 버티고 버텨 2킬로그램이 빠졌다.
06 그런데도 전에 잘 맞았던 재킷은 여전히 꽉 끼고, 여름도 다가와서
07 다시 다이어트에 돌입한다. 이번에는 어쩐지 체중도 줄지 않는다.
08 결국 운동을 한다. 아침에는 수영과 골프 연습을 하고 저녁에는 요가를 한다.
09 기진맥진하여 끼니 대용으로 건강즙과 스무디, 선식만 먹는다.

그녀는 자기에게 벌어지고 있는 일이 도무지 납득이 안 된다. 왜냐하면 젊었을 때부터 미인이라는 얘길 많이 들었고, 몸매 하나는 자신 있던 터라 방심하지 않고 남들보다 일찍 계획적으로 관리해 왔기 때문이다. 그보다 훨씬 전으로 거슬러 올라가 보자.

10 35세인가부터 지금까지 10년간 경락마사지를 일주일에 한 번씩 꼬박 받았다.
11 그 무렵부터 비만주사가 유행해서 아미노필린 주사를 시작으로 메조테라피를 비롯, 새로 나오는 각종 비만주사는 다 섭렵했다.
12 마흔 살이 된 기념으로 예방차원에서 아예 복부와 허벅지, 팔뚝에 지방흡입을 하고, 기왕 뽑은 지방은 알뜰하게 얼굴에 이식하기도 했다.

그녀는 심지어 무조건 굶어서 체중을 유지하는 걸 경멸해온 능력자였다. "20대야 근육 하나 없이 매끈한 게 예쁘지만 나이 들수록 할리우드 배우처럼 탄탄하고 슬림한 근육을 가져야 나름 있어 보이고 건강한 자연 동안으로 보이지 않겠어?"

13 그래서 이미 7~8년 전부터 운동도 시작했다. 안 하던 거라 그런 건지, 운동 체질이 아니라 그런 건지, 운동만 하면 온몸이 쑤시고 기진맥진, 심지어 몸이 붓는 듯한 느낌이 들었으나 이를 악물고 버텼다.
14 하루에 두 시간 이상을 헬스장에서 보내되, 처음 몇 년은 요가를 하다가, 최신 유행의 필라테스로 바꿨다.

동창 모임에 나와서 '난 아무것도 안 해' 하고 앉아 있는 그녀가 사실 이런 온갖 노력을 해 왔다는 것을 상상할 수 있을까? 직업상 필자는 하늘의 별만큼이나 많이 그런 여자들을 봐왔다. 달라 봤자 여기에 지방 흡입을 한 번 더 추가한다든지, 중간에 한두 번쯤 폭식증으로 10킬로그램 정도 불었다 확 빼 본 경험을 가감하면 된다.

그렇게 모든 운동법에 도전하고, 유명한 관리실과 클리닉을 섭렵하고, 해 볼 수 있는 모든 다이어트를 마스터한 뒤 지방흡입을 다시 고민하던 찰나, 필자와 해후하는 것이다.

이것은 전형적인 오렌지 껍질 모양의 셀룰라이트가 아니라서 보통은 잘 안 빠지는 요상한 살이라고 여긴다.

이 경우의 울퉁불퉁한 오렌지 껍질 패임은 지방 때문이 아니라 지방 주변의 바탕질이 망가지면서 그 안의 결합섬유들이 오그라들어서 생긴 현상이다. 오히려 지방이 소실되어 그 자리를 변성된 바탕질이 메꾸고 있는 형태인데, 그야말로 모차렐라 치즈가 공기 중에서 굳어가는 듯한 염증이 지방이 유실된 피하지방층에서 진행되고 있는 것이다. 살성은 부드럽다기보다는 흐늘흐늘하고, 탄력과는 전혀 상관없이 찐득한 젤리 같은 느낌이다. 좀 더 진행되면 수분마저 유실되면서 공기 중에 오래 방치된 모차렐라 치즈 같이 딱딱하게 변한다. 근막에 염증이 발생해 주변까지 퍼지는 현상이 피하 깊숙한 곳에 껌처럼 들러붙어 있는 듯 지속되는 모습을 상상하면 된다.

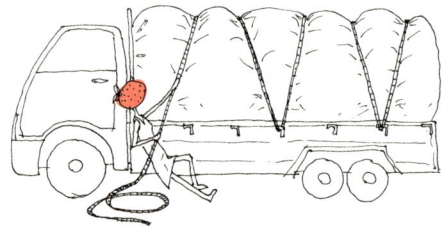

그 밖에 이런 지방 알갱이와 상관없는 섬유부종형 셀룰라이트가 어떠한 조건에서 생기는지 살펴보자.

01 중년 이상
02 급격하게 살을 많이 뺀 경우
03 하루 종일 오래 앉아 있는 사람
04 체중의 변화가 매우 심한 사람
05 굵은 캐뉼라로 무리하게 지방 흡입을 받은 사람
06 경락 마사지를 자주 오랜 기간 받아 온 사람
07 메조테라피 등 약물 주사 요법을 너무 오래 받아 온 사람
08 스포츠 관련 전문 종사자

이런 사람들의 공통점은 지방 조직을 둘러싼 바탕질의 지지 구조력을 무너뜨린 인자를 갖고 있다는 사실이다.

살의 톤(tone, 탄력)이 떨어지고 흐늘흐늘 몸을 움직일 때마다 살이 출렁거리는데, 이는 근육의 탄성이 떨어져서가 아니라 기둥 지지대 역할을 하는 결합 섬유들이 포함된 바탕질 변성으로 구조가 무너졌기 때문이다. 경우에 따라 간질의 변성 원천은 과사용으로 인한 근막염이기도 하므로, 톤을 키우겠다고 무리한 근력 운동을 하는 것은 절대 금물이다.

섬유성 셀룰라이트는 셀룰라이트 증후군을 불러오기도 한다. 즉 장내 세균총 이상, 장누수증후군, 근막통증증후군, 만성 전신 피로감, 탄수화물 중독을 동반하며 지방량도 같이 불어나는 복합성 셀룰라이트 형태로 옮아갈 수 있다.

전신 어디에나 생길 수 있지만, 특히 허벅지 안쪽이나, 바깥쪽, 무릎 주변, 발목 근처, 엉덩이 위쪽, 겨드랑이부터 이어지는 팔뚝에서 많이 관찰된다.

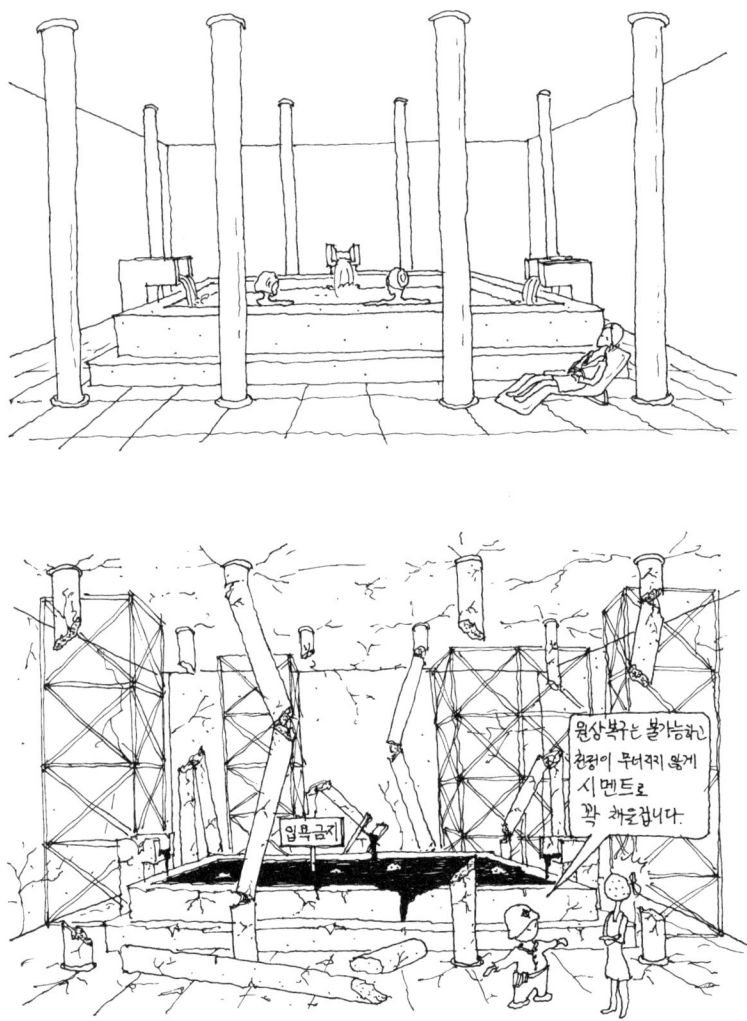

실체는 셀룰라이트

그렇다. 그녀의 몸은 본인이 생각하는 것만큼의 지방으로 둘러처져 있지 않았던 것이다. 그녀는 지방 말고도, 근막과 바탕질 변성에 좀 더 주의를 기울였어야 했다. 그녀가 있지도 않은 지방에만 정신이 팔렸던 오랜 기간 동안 결합 조직이 서서히 무너지고, 바탕질은 폐수장처럼 더러워지고, 근막은 기능을 상실하면서 살은 병들고 있었던 것이다.

그녀는 이제라도 지금까지 해왔던 모든 노력을 돌아보고 수정해야 한다. 그녀를 위한 처방은 이렇다.

01 근막을 망가뜨리는 행위를 멈춘다.
   과격하고 과도한 운동을 피한다. 목과 팔뚝이 두꺼워졌다는 것은 힘에 부치는 운동을 해 왔다는 것을 뜻한다. 그럴수록 근육이 커지기는커녕 오히려 망가질 수 있음을 인지해야 한다. 근육이 발달하는 것과 근육을 에워싸는 근막에 염증이 생겨 살이 붓는 것을 헷갈리면 안 된다.

02 이미 망가지고 유착된 힘줄을 살리겠다고 스트레칭을 하지는 말아라.
   이것 또한 빈대 잡으려다가 초가삼간 태우는 행위이다. 스트레칭 때문에 유착된 부분을 제외하고 죄다 늘어져 버릴 수 있는데 그렇게 되면 겨우 목숨을 부지하고 있는 근처의 힘줄이며 인대마저 엉망이 되고 말 것이다.

03 피하지방층의 바탕질에 독소로 가득 찬 폐수를 퍼붓는 행위를 멈춰야 한다.
   근막을 망가뜨리는 행위도 그렇지만, 직접적으로는 폭식으로 정제 탄수화물과 당분을 섭취하고 액체로만 음식을 먹는 행위 자체가 폐수와 같다. 장내 유산균이 살아남지 못하는 장내 환경을 만드는 음식물을 섭취하거나 너무 굶는 행위 또한 마찬가지다.

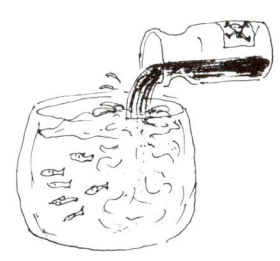

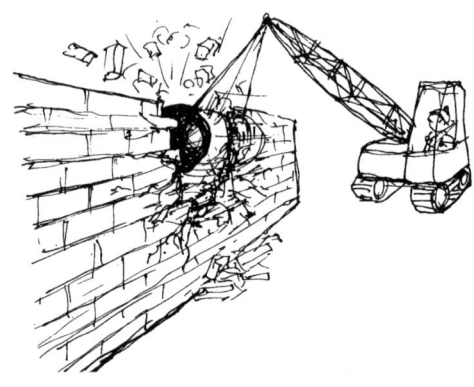

04 결합 조직을 무너뜨리는 행위를 멈춰야 한다.

살을 빼려고 굶는 순간 셀룰라이트가 생기고, 다시 체중이 늘어날 때 셀룰라이트가 한 번 더 생긴다는 것을 명심하자. 단백질과 미네랄, 비타민, 불포화 지방산, 심지어 탄수화물을 포함한 영양소가 제대로 공급되어야 결합 조직이 튼튼해져서 셀룰라이트 진행을 막을 수 있다.

결합 조직을 무너뜨리는 또 다른 행위는 강하게 자주 집중 마사지를 받는 것이다. 적당한 수기 마사지는 혈액 순환을 좋게 하고 바탕을 정화하는 데 도움이 되지만, 잘못되면 결합 조직을 짓눌러 무너뜨릴 수 있다. 손가락이 닿지 않는 곳의 유착된 근막이 풀리지 않은 상태에서 엉뚱한 근육과 조직만 유연해져서 또 무리한 행위를 하게 만드는 계기를 만들 뿐이다.

너무 오래 맞아 온 비만주사 치료법도 여기에 해당된다. 바탕질 안의 여러 콜라겐 섬유들과 결합 지지대를 망가뜨릴 수도 있기 때문이다. 또 굵은 캐뉼라로 행한 지방 흡입도 여기에 해당된다.

05 그러므로 그녀가 엉뚱한 상상을 하며 또다시 시도하려던 지방 흡입 계획은 전면 백지화되어야 한다. 그녀가 고민하는 살들의 정체는 피하지방층의 지방이 아닌 바탕질이기 때문이다.

그녀가 이 처방에 동의한 순간, 더 많이 생길 뻔한 셀룰라이트성 살들이 사라지기 시작한다. 이미 생긴 셀룰라이트를 충격파와 고주파 장비로 말끔히 청소하면 부피가 줄어들면서 마침내 30대의 몸매를 되찾게 될 것이다.

한편, 그녀의 얼굴살이 빠져 보이게 만들었던 주범도 셀룰라이트이다. 나이 들수록 셀룰라이트도 같이 나이를 먹는다. 얼굴도 예외는 아니다. 얼굴 근육은 수십 개에 이르며, 나이가 들수록 수십 개의 얼굴 근육에 피로가 쌓이면서 주변 바탕질에 영향을 끼쳐 셀룰라이트가 생성되기 때문이다. 결국 얼굴살이 셀룰라이트화되면서 군데군데 뭉치게 되는데 대표적인 부위가 팔자주름 위, 광대 부위, 턱 주변, 볼살 부위이다. 이들 부위에 섬유성 셀룰라이트가 진행되면서 살 뭉침 현상이 나타나 오래된 솜이불이 이곳저곳 뭉치는 것처럼 변한다. 솜이 어디로 날아가거나 빠져나간 건 아닌데 이불 부피가 줄어들 듯이 얼굴살도 초췌하게 빠져 보이고, 섬유부종형 셀룰라이트 살성의 특징상 흐늘흐늘 쫀득쫀득해져서 처지게 되는 것이다. 이것을 흔히 살이 빠진 것으로 착각해 지방 주입을 하거나 필러로 꺼진 부위를 채워 넣거나 실을 넣어 당기려고 하는데, 넣은 물질이 섬유화된 살과 뭉쳐 셀룰라이트 현상을 오히려 촉진시킴으로써 얼굴 처짐 현상에 불을 지필 수도 있다.

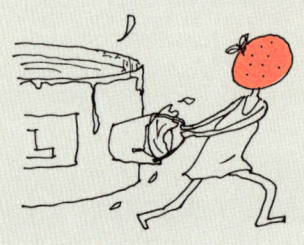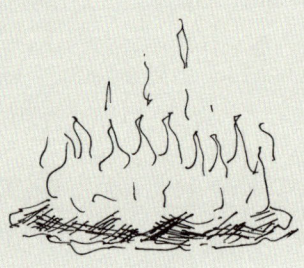

불을 끄려고 물인 줄 알고 부었는데, 알고 보니 기름을 부은 격이랄까.
숙련된 전문의의 충격파 · 고주파 치료만이
섬유화된 조직을 개선시킬 수 있는 가장 확실한 방법이 될 것이다.

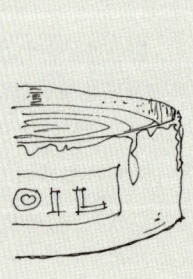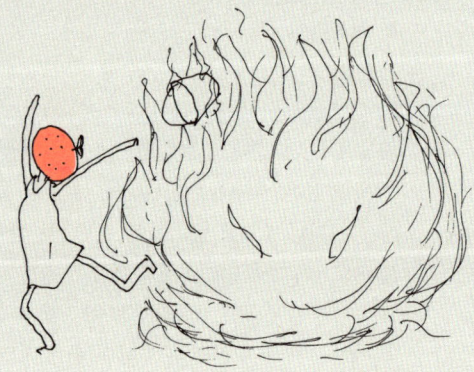

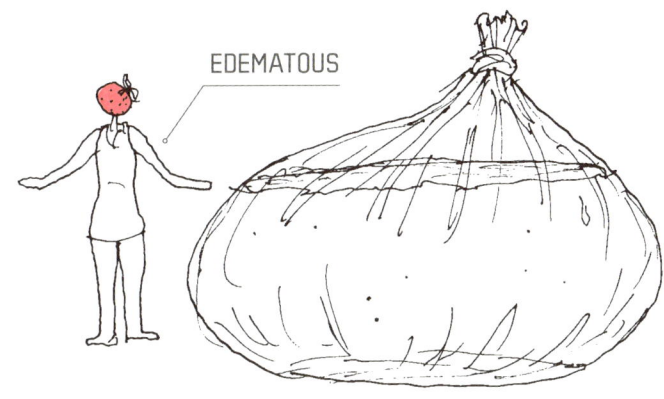

3 부은 살성의
부종형 셀룰라이트(차가운 셀룰라이트)

몸이 붓는 이유는 다양하다. 특히 다리 같은 경우, 많이 부을 때는 그림 같이 다리에 물주머니를 차고 있는 딱 그 느낌이다(필자도 경험해 봐서 아주 잘 알고 있다).

이 물주머니살은 차갑고 내 살 같지 않은 느낌을 준다. 짜면 물이 나올 것만 같다. 하지만 많이 불편해들 하면서도 대수롭지 않게 여긴다. 왜냐하면 부종은 부종일 뿐이니까. 이런 생각의 바닥에는 부종은 언제든 빠질 수 있는, 즉 살과는 상관없는 존재라고 여기는 잘못된 인식이 자리 잡고 있다. '물이야 뭐 한 번에 쭉 짜내면 되지. 어쨌든 살은 아니잖아? 부종은 언제든 뺄 수 있어.' 그래서 사람들은 이렇게 말하곤 한다. "살이 아니에요. 그냥 부은 거라고요!"

Q   여기서 첫 번째 질문. 부은 게 살이 될 수 있나요?
A   답은 물론이다.

그런데 왜 부은 건 살이 아니라고 오해하는 것일까? 사실 부종의 종류 중에는 잘 빠지는 것도 있다. 예를 들면 생리 전에 붓는 것은 가역적이다. 생리가 시작될 쯤이거나 끝날 때쯤이면 언제 그랬냐는 듯 붓기가 쫙 빠진다. 하지만 이러한 부종도 반복됨에 따라 점점 덜 가라앉아서 결국 살이 되고 만다. 게다가 셀룰라이트가 된 상태에서는 부종이 점점 더 자주 생기고 정도도 더 심해질 수 있다. 사실은 바탕질이 더러운 물로 넘쳐 불어나고 있는 것이다. 먹는 양과 상관없이 걷잡을 수 없이 붙는 살의 정체는 부종형 셀룰라이트, 즉 바탕살인데, 내분비 대사 문제가 원인으로 여겨진다.

Q 그렇다면, 두 번째 질문. 물만 먹어도 살이 찔 수 있을까요?
A 답은 물론이다.

칼로리 0인 물을 마시고 지방이 생기는 일이야 절대 없겠지만, 지방세포 안팎으로 수분이 정체되어 지방부종형 셀룰라이트가 될 수도 있다. 즉 물만 먹어도 살찐다는 얘긴 음식을 먹지 않아도 수분이 정체되는 셀룰라이트가 악화되어 살의 양이 많아진다는 뜻이다.

Q 마지막 세 번째 질문. 그럼 물을 안 마시면 안 부을까요?
A 답은 아니요다, 오히려 더 붓는 경우도 있다. 또 물을 많이 마신다고 몸이 더 붓는 것 또한 아니다.

몸이 붓는 것은 수분이 피하층에 정체되어 나타나는 증상이다. 다양한 원인에 의해 대사가 느려지고 정맥림프순환이 원활하지 않기 때문이다. 특히 셀룰라이트성 부종의 경우, 바탕질의 변성이 먼저 일어난다. 정맥림프순환의 부전은 그 결과물이다. 따라서 이런 경우에 다리 부종을 개선(또는 예방)하기 위해 압박 스타킹을 습관적으로 착용한다면 셀룰라이트가 압박되어서 오히려 더 악화될 수도 있다. 평소에 물을 몸이 필요로 하는 양보다 적게 마시면 물을 저장해두려는 성향이 생겨 오히려 부종이 더 악화되기도 하는 것이다.

부종은 지방 증가와 동반되어 나타나기도 한다. 말 그대로 피하지방층에 지방조직과 그 바탕의 수분 모두가 증가된 것으로, 비교적 단단한 부종이 발생하는 것이다. 발에는 생기지 않고, 종아리와 무릎을 포함해 허벅지, 엉덩이에까지 생긴다는 특징이 있다. 이런 지방부종형 셀룰라이트는 초경이 시작된 소녀와 피임약을 복용하는 여성에게서 많이 나타난다. 35세 미만 여성 가운데는 절반 이상에서 나타난다. 남성의 경우 극히 드물기는 하나 여성호르몬의 영향이라고 볼 수 있다. 마흔이 넘으면 발병 빈도가 더 높아진다. 지방 부종은 시간이 갈수록 림프계에도 영향을 끼쳐 지방림프부종으로 발전하므로 여성호르몬 제재를 복용할 때에는 특히 주의해야 한다.

다리 부종의 무덤, 우울한 통나무형 다리, 지방림프부종

내원하는 하체 비만 환자 중에는 엉덩이, 허벅지부터 발목까지 통나무처럼 일자로 부어있는데다, 발까지 퉁퉁 부어 있는 경우가 많다. 부종형 셀룰라이트의 치료는 모두 까다롭지만, 특히 이러한 통나무형 다리는 치료하기 가장 어려운 경우 중 하나이다. 지방부종을 거쳐 림프까지 망가져 버린, 그야말로 다리 부종의 무덤인 지방림프부종이 된 경우이기 때문이다.

지방림프부종은 다리 전체의 피하 조직 모두라고 할 수 있는, 그야말로 지방·림프·바탕질이 다 변성되어 엉켜 들어간 채 수분까지 가득 저류되어 차갑고 땡땡하게 부어 있는 상태이다. 코끼리 다리 또는 통나무처럼 굵고 크며, 밤낮 단단하게 부어 있는 것은 물론이고 압통과 더불어 너무 많이 부은 탓에 무감각해지기도 한다.

여성호르몬의 영향인 것은 분명하지만, 내분비 대사적인 결함 기질도 예상된다. 관절염이나 내분비적 대사 질환이 발병될 확률도 무척 높아 보인다.

실제로 이런 사람들은 대체로 감정적으로나 정신적으로 피폐해 있고, 신경이 굉장히 날카로우며, 우울증에 시달린다. 본인 스스로가 극복할 수 있는 수준이 아니기 때문에, 비만클리닉 등을 방문할 확률이 가장 높은 유형인 동시에 일반적인 비만치료법으로는 실패할 확률 또한 가장 높다. 왜냐하면 셀룰라이트 중에서도 가장 악질에 속하고, 일반적인 부분 비만 유형은 더더욱 아니기 때문이다. 앞서 본 섬유부종형 셀룰라이트와는 또 다르게 하체가 굉장히 크고 굵기 때문에 비만으로 판단해 초저열량식 다이어트를 혹독하게 강요하는 경우가 많은데, 당연히 백발백중 실패한다.

다른 셀룰라이트 유형도 마찬가지지만, 지방림프부종 셀룰라이트는 지방 흡입 수술을 절대 하지 말아야 한다. 그러나 아이러니하게도 가장 빈번하게 이루어지는 게 현실이다. 종아리가 허벅지만큼 굵으니 누가 그것을 지방이 아니라고 상상이나 하겠는가?

실제로 진단용 초음파로 보아도 지방층이 두껍게 나오니 지방이 과다하게 축적된 뱃살로 판단했다 해도 무리가 아니다. 사실 지방림프부종형 셀룰라이트와 그냥 지방형 비만을 진단 장비로 구분하기란 거의 불가능하다.

그렇다면 다이어트로도 실패하고 지방 흡입술도 안 된다 하니, 림프 배출 관리만을 열심히 하면 어떨까? 그러나 이것 또한 계란으로 바위 치기만큼 미미한 효과만 있을 뿐이다. 여기서의 림프계는 그냥 정체된 정도가 아니라 망가져 가는 상태이며, 바탕질은 너무 변성되어 이미 살이 자라난 지경인데 고작 림프 관리라니! 스파나 전처치(Preconditioning)로 충분히 셀룰라이트를 덥힌 상태에서 관리 장비가 아닌 심부열 고주파 장비 치료를 시행하더라도 시술 도중 심부열이 충분히 안 오르거나 식어버리는 지경인데, 단순한 관리로 호전시킨다는 것은 불가능에 가깝다. 숙련된 기술로 충격파 장비 치료와 고주파를 주기적으로 시행하면서, 적절한 식이조절과 장누수증후군 치료를 병행하는 한편 복용하는 에스트로겐 제재가 있다면 끊게 하는 조치가 필요하다. 실제로 지방림프부종이 악화된 환자 중에는 다낭성 난소 증후군이나 여기에 준한 생리 불순이 있어 피임약을 처방받아 복용하고 있는 경우가 많다.

본인이 지방림프부종이 의심된다면 산부인과 진료를 통해 다낭성 증후군이나 배란 장애 여부를 체크하고, 내분비적 검진도 받아서 갑상선 기능이나 기타 내분비 기관에 문제가 없는지 살펴볼 필요가 있다. 신진대사 기능이 떨어진다는 증거이므로 바탕질에 독성물질이나 노폐물이 쌓이지 않도록 건강한 라이프스타일을 지향해야 한다. 좋은 천연 재료로 만들어진 음식물만을 섭취하는 것이 특히나 중요하다. 엥겔지수가 높아지는 것쯤은 마땅히 감수해야 한다.

오해는 이제 그만!
지방은 죄가 없다

지방이 너무 많아져도 셀룰라이트는 발생할 수 있다. 하지만 셀룰라이트는 지방과 상관없이 바탕질의 변성에 의해서도 발생할 수 있다. 셀룰라이트의 원인이 오직 지방이라는 잘못된 지식을 가지고 다이어트나 지방 흡입을 시도하는 오류를 셀룰라이트의 권위자인 이탈리아의 바찌 교수는 '정신 나간 행동'으로 지적했다.

"셀룰라이트요? 그거 지방이 많아지면 생기는 거 아닌가요?"

셀룰라이트에 대한 가장 큰 오해는 셀룰라이트가 '오로지' 지방 때문에 생긴다는 것이다. 지방형 셀룰라이트의 예처럼 지방이 과다하게 많아도 셀룰라이트가 생기긴 한다. 그러나 없애기 힘든 셀룰라이트는 주로 지방과 상관없이 생긴다.
이 모든 오해의 출발점은 셀룰라이트 환자의 피하지방층을 해부학적으로 살펴보았던 1978년의 연구에서 비롯된 것 같다. 뉘른버그와 뮬러의 연구에 따르면 피하지방층에 지방이 많아져 피부를 위로 밀어 올리려 할 때 피부를 몸에 고정시키는 결합 조직이 군데군데 피부를 아래로 당김으로써 오렌지 껍질 같은 울퉁불퉁한 피부가 생긴다는 것이다. 남성과 여성의 결합 조직의 형태가 달라(남성은 그물 모양이면서 조밀하고 여성은 수직 형태로 성글다) 여성에게 더 셀룰라이트가 잘 생긴다는 설명도 덧붙였다.
이후 이 설명은 셀룰라이트의 정체와 발생 원인을 설명하는 중요한 근거가 되었고, 셀룰라이트가 늘어난 지방세포 때문에 생긴다는 인식을 심어주는 계기가 되었다. 특히 미국에는 셀룰라이트가 오직 지방 때문에 생기는 것으로 생각하는 의사가 많다. 미국에 워낙 비만인구가 많아서, 다시 말해 지방 때문에 셀룰라이트가 1차적으로 발생한 사람들이 많기 때문이 아닐까.

이 연구 결과가 완전히 틀린 것은 아니지만 문제는 이것이 전부가 아니라는 것이다. 지방이 너무 많아져도 셀룰라이트는 발생할 수 있다. 하지만 셀룰라이트는 지방과 상관없이 바탕질의 변성에 의해서도 발생할 수 있다. 지방이 많아서 생긴 셀룰라이트 역시 빽빽해진 지방이 결국 바탕질을 변성시켜 바탕질 변성에 의한 셀룰라이트와 복합 형태가 된다. 이 바탕질의 변화에 의한 셀룰라이트야말로 해결하기가 몹시 어렵다.
셀룰라이트의 원인이 오직 지방이라는 잘못된 지식을 가지고 다이어트나 지방흡입을 시도하는 오류를 셀룰라이트의 권위자인 이탈리아의 바찌 교수는 '정신 나간 행동'으로 지적했다. 다만 지방이 많아 셀룰라이트가 발생한 경우 중에서 바탕질의 변성이 심화되지 않았다면 지방을 줄이는 방법만으로도 셀룰라이트를 해결할 수 있기는 하다. 이때에는 바탕질의 변성도 없고 혈액순환도 비교적 양호한 상태여서 지방을 줄이는 것만으로도 호전되기 때문이다. 한마디로 살이 부대끼고는 있지만 아직 심각하게 병든 것은 아니라는 것이다.

하지만 이 경우에도 굶는 다이어트나 바탕질에 잔뜩 상처를 내는 지방 흡입은 전혀 도움이 되지 않는다. 오히려 바탕질 변성을 동반한 셀룰라이트로 악화된다. 아직 바탕질 변성에 다다르지 않은 지방형 셀룰라이트 환자는 전체 셀룰라이트 환자 중 극히 일부에 지나지 않고, 그마저도 그대로 두면 결국 바탕질의 변성에까지 다다른다는 것을 명심해야 한다.

> 지방은 종종 셀룰라이트의 주범으로 오인된다.
> 정작 주범은 따로 있는데 말이다.

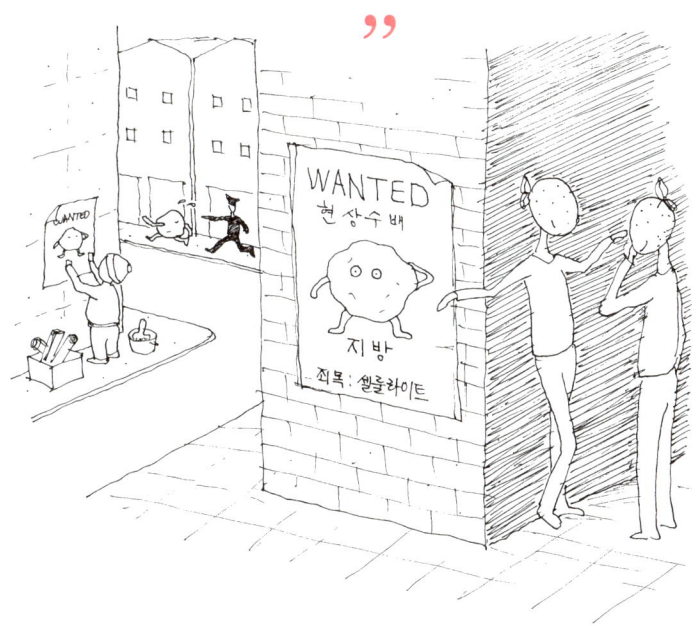

바탕이
더러워지면
살은 찐득하게
굳는다

바탕질의 변성에 의한 셀룰라이트에서도 오렌지 껍질 같은 울퉁불퉁한 피부가 나타나는 것은 피하지방층에 부종이 발생하면서 늘어난 체액이 지방이 늘어났을 때처럼 피부를 밀어 올리기 때문이다. 부종이 없는 경우 또한 결합 조직이 딱딱하게 굳어 피부를 군데군데 아래로 당기기 때문이다.

지방보다
바탕질이다

셀룰라이트에서 가장 중요한 것은 지방의 증가가 아니라 바탕질의 변성이다. 더불어 혈관 및 림프순환의 악화와 결합 조직이 딱딱해지는 현상이다. 나의 피부 바로 밑에 있는 바탕질이 찐득해지고 결합 조직이 딱딱해진다니! 생각만 해도 끔찍하다. 게다가 혈액과 림프순환도 안 좋아진다니 이거 큰일 났다 싶다. 바탕질 변성은 바탕질에 당분이나 에스트로겐 호르몬, 독소 등이 쌓이거나 정맥 림프 질환으로 부종이 발생하는 경우에도 발생한다고 주장하는 학자들이 있다. 필자는 바탕질과 인접한 근막의 만성 염증을 주요 요인으로 꼽는다.

바탕질이 변성되는 과정에 대해서는 여러 가지 이론이 제기되고 있다. 결과적으로는 바탕질의 변성 초기에는 부종이 동반될 수 있고, 바탕질이 물 같은 졸(sol)의 상태에서 보다 찐득한 젤(gel)의 상태로 변한다는 것이다. 또한 바탕질의 섬유화 현상으로 주변의 지방 조직과 결합 조직에 섬유가 엉겨 붙어 딱딱해지는 경화현상이 발생한다. 바탕질의 변성에 의한 셀룰라이트에서도 오렌지 껍질 같은 울퉁불퉁한 피부가 나타나는 것은 피하지방층에 부종이 발생하면서 늘어난 체액이 지방이 늘어났을 때처럼 피부를 밀어 올리기 때문이다. 부종이 없는 경우 또한 결합 조직이 딱딱하게 굳어 피부를 군데군데 아래로 당기기 때문이다.

사실 경미한 셀룰라이트의 경우 겉으로 보았을 때 그다지 심각해 보이지 않거나 통증이 없는 경우가 많아 건강상의 문제로 여기지 않는다. 그러나 분명히 말하건대, 셀룰라이트는 불건강한 상태이며 병들거나 기능이 퇴화된 살이다. 당장 목숨을 위협하는 존재는 아니라 해도 미용적 목적과 상관없이 해결해야 할 문제이다.

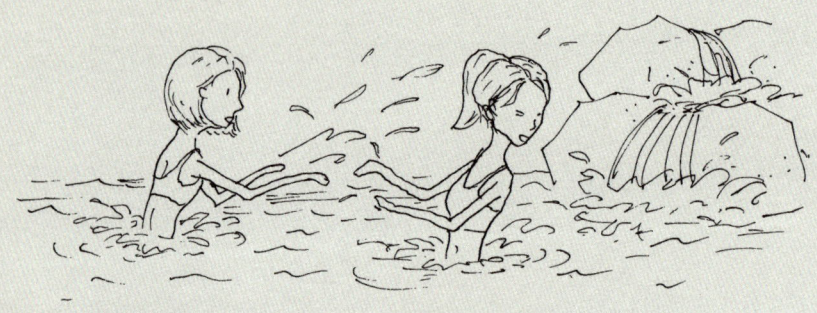

> 바탕질이 변성되면
> 살은 찐득해진다.

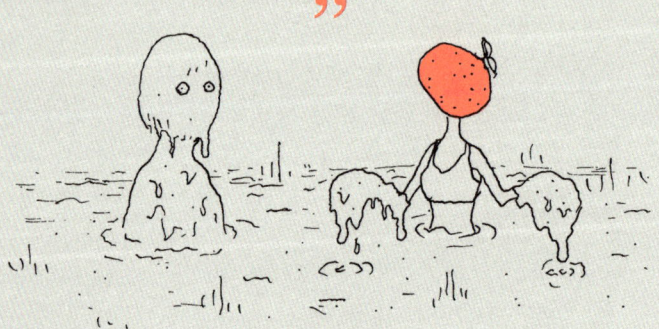

셀룰라이트의
얼굴은 수십 개

셀룰라이트에 관련된 용어는 매우 다양하다. 왜 그럴까? 셀룰라이트를 연구한 의사들의 관심사도 전공에 따라 달랐고, 셀룰라이트라 칭해지는 현상이 워낙 다양하고 복잡하기도 하니 보았던 것도 각기 달랐기 때문이다.

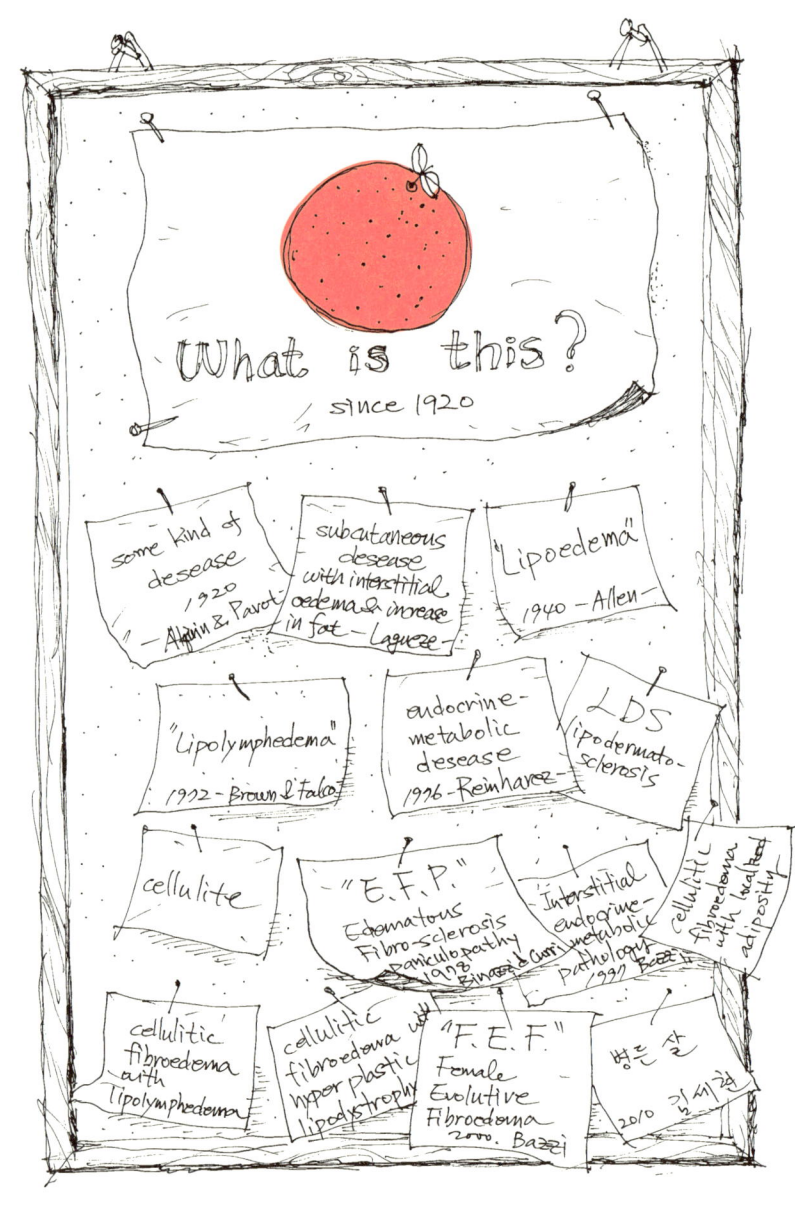

셀룰라이트라 하면 의사부터가 의학 용어가 아닌 것으로 보거나 변성된 피하지방층의 별칭 정도로 생각한다. 하지만 셀룰라이트는 그 자체로도 이미 질병이며, 급진적인 노화의 신호다. '오렌지 껍질처럼 패인 피부'는 그 사람의 건강 상태에 대한 많은 정보를 주기도 한다. 의학적으로는 셀룰라이트의 다양한 양상만큼 수많은 정의와 명칭이 붙어 왔다. 셀룰라이트(cellulite)는 세포를 뜻하는 말(cell)과 염증을 뜻하는 말(-its, -ite)이 결합된 단어다. 세포에 염증이 있다는 말인데, 정확히는 세포가 아니라 바탕질과 결합 조직에 염증 반응이 있다는 의미라서 엄밀히 보면 정확한 용어는 아니다. 셀룰라이트에 대한 명칭은 의학계에서 셀룰라이트에 대한 인식과 그와 관련된 정보가 새로 발견될 때마다 각기 다른 이름으로 지칭되어 왔다. 조금 지루할 수 있겠지만 나열해 보면 다음과 같다.

셀룰라이트를
인식하다

셀룰라이트에 대한 인식은 1920년 프랑스에서 시작되었다. 당시 알킨과 파보는 오렌지 껍질처럼 울퉁불퉁해 보이는 피부를 통해 직관적으로 질병으로서의 가능성을 발견했다. 곧 라구즈는 이를 바탕질에 나타난 부종과 지방의 증가를 특징으로 하는 하나의 '피하 조직 질병'으로 설명했다. 1940년 앨런은 셀룰라이트를 발의 부종을 동반하지 않는 '지방부종'으로 설명함으로써 정맥림프순환부전보다는 신진대사적 이상변화에 더 무게를 두었다. 1958년 멀랭은 셀룰라이트를 조직혈관질환으로 정의했고, 1972년 브라운과 팔코는 셀룰라이트를 '지방림프부종'이라고 표현했다. 마침내 1976년 라인하르츠는 셀룰라이트를 '내분비 대사 질환'이라고 선언했다. 1978년 비나찌와 쿠리는 이 질환을 크게 부종, 섬유화, 경화증이라는 세 그룹으로 설명하면서 'PEFS', 즉 '피하층의 부종 섬유화-경화증'이라는 명칭을 만들었다. 1997년 『오늘날의 정맥학』이라는 책에 소개된 바에 따르면 셀룰라이트라는 질환의 개념을 '주로 바탕질에서 나타나는 내분비-대사 병증'이라 공표했다. 최근에는 자이노이드형 지방영양이상증이라는 표현도 간혹 사용되고 있는데, 바찌는 '여성에게서 진행성으로 나타나는 섬유부종'으로 정의한 바 있다.

왜 이렇게 이름이 다양할까. 유심히 위 이름을 읽어 보았다면 각각의 경우에 따라 부종, 지방, 바탕질, 혈관 등 강조되는 점이 서로 다르다는 것을 눈치챘을 것이다. 셀룰라이트를 연구한 의사들의 관심사도 전공에 따라 달랐고, 셀룰라이트라 칭해지는 현상이 워낙 다양하고 복잡하기도 하니 보았던 것도 각기 달랐기 때문이다.

또 한 가지 흥미로운 사실은 셀룰라이트 자체에는 별 관심이 없고, 본인이 관심을 갖고 있는 질환에 부수적으로 나타나는 증상으로 표현한 의사들 덕에 셀룰라이트에 관심을 갖고 있는 의사들조차 잘 모르는 이름으로 명명된 것도 있다. 이들은 모두 지방과는 아무 상관없이 발생하는 셀룰라이트에 대한 것들이다.

새로이 발견한
셀룰라이트의 속성

필자는 임상 경험을 통해 셀룰라이트가 근막의 염증과 관련하여 발생하는 경우가 많다는 것을 알게 되었다. 이와 관련된 자료들을 찾아 보니 아니나 다를까 셀룰라이트와 동일한 현상에 대한 보고들이 있었다. 이는 셀룰라이트를 다루는 대표적인 책이나 논문에서도 아직 언급하지 않은 것이다.

만성적인 근막통증증후군을 연구하는 의사들은 근막통증이 발생할 때 근육의 단축과 함께 근육에 부착된 힘줄에 염증이 생겨, 피부에는 오렌지 껍질 같은 부종이 발생한다고 보고하고 있다. 이들이 명명한 피부의 오렌지 껍질 현상의 이름은 '영양성 부종'이다. 영양성 부종의 형상은 우리가 알고 있는 셀룰라이트와 동일하며, 혈관의 위축이 나타나는 등 셀룰라이트와 같은 현상으로 보고되고 있다. 영양성 부종이 셀룰라이트라고 지칭되지 않았던 것은 통증에만 관심이 있는 연구자들이 명명했기 때문이다. 영양성 부종이 셀룰라이트와 같은 현상이라면, 셀룰라이트는 더욱이 지방과 직접적인 연관없이 발생할 수 있음을 보여주는 것이다.

셀룰라이트가 근막의 염증에 의해 발생된다는 더욱 확실한 보고는 '호산구성 근막염'에 대한 연구들에서 보인다. 일종의 만성적 근막염인 이것은 1974년 슐만이 최초로 보고해 '슐만증후군'이라고도 불린다. 호산구성 근막염이라는 명칭은 피부가 부어 오르면서 오렌지 껍질처럼 변하여 검사해 본 결과 근막에 침투한 호산구라는 만성염증세포가 관찰되면서 붙여진 이름이다. 이 근막염은 셀룰라이트라고 정의된 것과 동일한 증상이 나타나는 것으로 보고되고 있다. 호산구 외에도 여러 가지 만성염증세포들이 근막뿐만 아니라 피부와 근막을 연결하는 결합 조직과 지방세포 주변, 즉 피하층의 바탕질에서도 똑같이 증가한 것이 관찰되었고, 혈관이 위축되고 결합 조직이 섬유화되는 현상도 더불어 이루어지고 있음이 밝혀졌다. 모두 다 셀룰라이트가 발생할 때와 동일한 현상들이다.

이 밖에도 피부가 오렌지 껍질 모양으로 울퉁불퉁해지면서 패이는 증상을 포함하는 질환은 놀랍게도 여러 가지가 더 있다.

갑상선 기능 저하의 증상 중 '점액 수종'은 피부가 붓고 두꺼워지는 것을 가리킨다. 피하층의 제4 유형 콜라겐 내의 프로테오글리칸이라는 거대 단백질 분자가 분해되지 못하고 변형되어 쌓이면서 그 안에 수분을 머금어 생기는 것으로, 셀룰라이트 섬유부종시 바탕질이 물과 같은 졸(sol)에서 점성이 높은 젤(gel) 상태로 변할 때와 유사한 기전, 즉 프로테오글리칸 내에 수분을 머금어서 부종이 생긴다는 것과 같다. 그래서 (국소적 무증상 갑상선 저하증으로 인한) 셀룰라이트 섬유부종이라고 언급하기도 한다. 이런 점액 수종이 셀룰라이트 섬유부종의 일종이라면, 셀룰라이트는 지방의 증가와는 상관없이 내분비 대사적 병증만으로도 얼마든지 생길 수 있음을 보여준다.

피부 질환 중에 '피부 경화증' 또는 '지방진피경화증'이라는 것이 있는데, 이 질환도 오렌지 껍질 모양의 피부 모양을 보인다. 특히 섬유부종형 셀룰라이트와 아주 유사한 병리 기전을 갖는다. 특히 얼굴에 생기는 셀룰라이트는 피부 경화증을 동반하는 경우가 많으며, 나이가 들어가면서 점점 심해진다. 지방진피경화증의 원인은 밝혀지지 않았는데, 특별히 비만한 사람에게서 잘 생긴다는 보고는 없다.

셀룰라이트에 여러 가지 이름이 있다는 것은 여전히 연구가 진행 중이라는 의미이기도 하지만, 발생 원인도 유형도 다양하다는 이야기이기도 하다. 그리고 현재 이 모든 것을 뭉뚱그려 '셀룰라이트'라고 부르고 있는 것이다.

> 셀룰라이트에 여러 가지 이름이 있다는 것은
> 여전히 연구가 진행 중이라는 의미이기도 하지만,
> 발생 원인도 유형도 다양하다는 이야기이기도 하다.
> 그리고 현재 이 모든 것을 뭉뚱그려 '셀룰라이트'라고
> 부르고 있는 것이다.

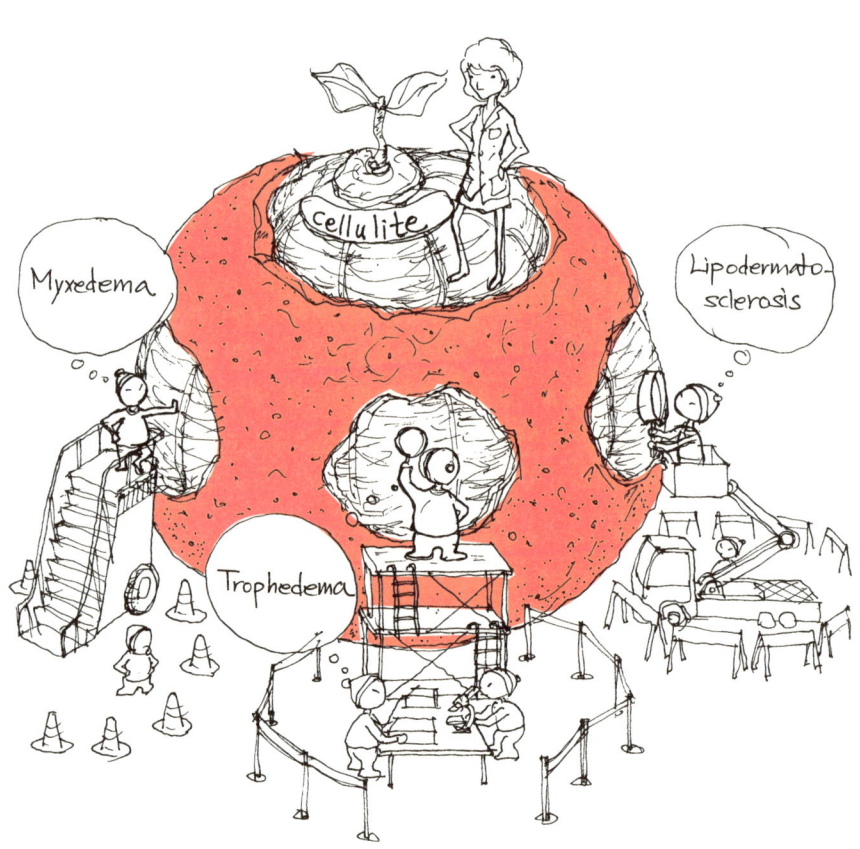

차가운 것이냐, 뜨거운 것이냐

다양한 셀룰라이트 형태 중에 지방형 셀룰라이트만이 핫 셀룰라이트이며 나머지는 콜드 셀룰라이트로 분류된다. 콜드 셀룰라이트는 셀룰라이트 유형의 대부분을 차지한다. 이 책에서 다루는 내용 대부분이 바로 이 콜드 셀룰라이트의 성질에 관한 것이다.

셀룰라이트 유형을 나누는 방법에는 여러 가지가 있지만, 차가운가 따뜻한가로 나누는 것도 꽤 유용하다. 이름하여 '콜드 셀룰라이트'와 '핫 셀룰라이트'이다. 말 그대로 살이 차갑냐, 따뜻하냐로 나누는 것인데 세동맥 경련의 정도 여부에 따라 결정된다. 살이 차갑다는 것은 세동맥 순환에 문제가 생겨 산소와 영양 공급에 차질이 있다는 것이고, 피부에 보이는 울퉁불퉁한 오렌지 껍질 모양의 원천이 바탕질임을 뜻하며, 드러나는 살성은 쫀득하거나 흐늘거리는 섬유부종이라는 것을 말해준다. 반대로 살이 따뜻하다는 것은 세동맥 순환이 원활하여 산소와 영양 공급이 잘 되고, 문제의 오렌지 껍질 모양의 울퉁불퉁 덩어리 살은 바탕질성이 아닌 지방성임을 뜻하며, 살성은 변성된 지방 덩어리 고유의 단단한 느낌이라는 것을 설명한다. 그렇다면 바탕질도 문제고 지방도 문제라면? 살은 당연히 차가울 것이다. 바탕질에 문제가 있느냐 없느냐에 따라 식생활, 라이프스타일, 치료 방식이 모두 달라질 수 있기 때문에 이 개념은 아주 중요하다.

콜드 셀룰라이트, 핫 셀룰라이트

전형적인 콜드 셀룰라이트 살성의 부위는 피부 표면의 온도가 정상 부위에 비해 심하게는 3~4도까지 낮다. 환자는 그 부위의 살이 시리거나 차갑고, 가끔 저리다는 표현을 하기도 한다. 과거력상 그 부위를 과사용 했던 경험이 있어서, 아마 근막염이 발생한 후, 피하지방층의 바탕질에까지 영향을 미쳐 쩐득쩐득하게 부어 있으면서 딱딱하게 만져지는 오렌지 껍질형의 살성으로 변했다고 볼 수 있다. 이런 것이 바로 굶어도 해당 부위의 살이 빠지지 않는 경우라 하겠다. (전형적인 콜드 셀룰라이트가 발생했을 때 굶게 되면 그나마 겨우 유지되던 영양 공급에 차질이 생겨서 바탕질이 더 빠른 속도로 망가질 수 있다!)

이런 콜드 셀룰라이트가 팔뚝에 생겼다면, 아무리 굶어도 빠지지 않는다. 그 부분의 살을 빼겠다고 열심히 팔 운동을 해대면 근막염이 더욱 심해져서, 결국 셀룰라이트는 더욱 빨리 진행된다. 이럴 때 환자는 "먹는 걸 줄이고 팔 운동을 했더니, 처음에는 좀 빠지더니 그 다음에는 소용이 없어요"라고 호소하는데, 처음에 좋아졌던 느낌은 지방량이 줄어서일 수도 있지만, 팔뚝살에 서서히 섬유화가 진행되던 차에 환자가 굶는데다 많이 사용하면서 오히려 딱딱하게 굳었기 때문

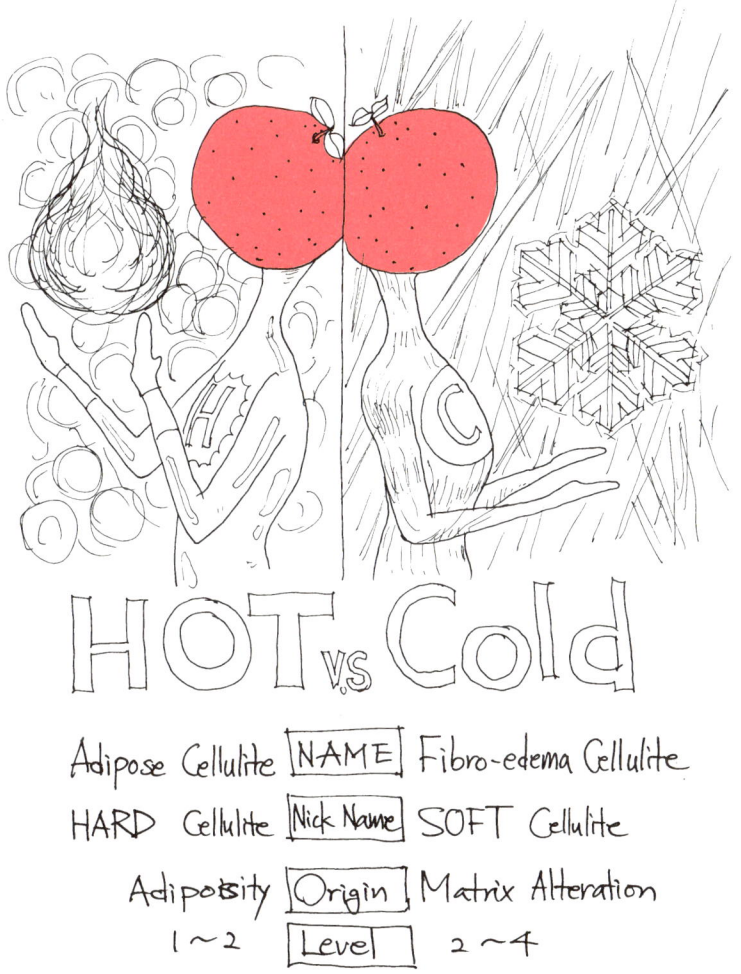

Adipose Cellulite [NAME] Fibro-edema Cellulite
HARD Cellulite [Nick Name] SOFT Cellulite
Adiposity [Origin] Matrix Alteration
1~2 [Level] 2~4

일 수 있다. 딱딱하게 굳어 들어가면 사이즈가 줄게 되는데 그것을 좋아진 것으로 착각할 수 있다는 말이다. 환자는 사이즈가 줄어드니까 본인이 내린 처방이 옳았다고 생각했겠지만, 실제로는 더 나빠졌으므로 풀어야 할 숙제는 더 많아진 셈이다.

핫 셀룰라이트는 임상에서는 생각보다 흔하지 않다. 왜냐하면 핫 셀룰라이트 수준이라면 실제로는 환자가 의사한테 의존하지 않고 해결하려고 할 가능성이 높다. 이 단계에서 멈추지 않고 다른 형태의 셀룰라이트로 진행하는 경우가 대부분이기 때문이다. 진정한 핫 셀룰라이트는 바탕질에 큰 침범 없이 지방세포가 과도하게 부풀면서 모세혈관과 림프의 흐름을 방해해 지방형 셀룰라이트가 발생한 상태로, 셀룰라이트성 지방부종으로 넘어가기 직전까지의 순간, 딱 거기까지만 갔을 때를 지칭한다. 거기서 지방부종으로 진행하여 지방림프부종까지 가버리면 그것은 이미 핫 셀룰라이트가 아니고 콜드 셀룰라이트인 것이다.
핫 셀룰라이트는 주로 나이 어린 사람에게 발생한다. 미세순환장애가 없고, 동반되는 전신 증상, 즉 장내 세균총 이상, 속 더부룩함, 피로감도 없다. 핫 셀룰라이트는 사춘기 여성호르몬의 변화로 부풀어 오른 지방산 때문에 흔히 발생한다. 변성 과정은 초기 셀룰라이트라 하겠다.

살을 빼려고 시도하는 순간, 셀룰라이트는 한 단계 업그레이드

여성호르몬의 영향으로 처음 핫 셀룰라이트가 생길 때 주의해야 할 점은 살이 찌지 않도록 노력해야 한다는 것이다(살을 빼는 노력과는 전혀 다른 말이다). 이때 '스테아토메리'라는 피하지방층 아래 근막에 자리 잡는 독특한 지방 조직이 형성된다. 허벅지 바깥 부위에 잘 생기는데, 일단 생기면 여간해서는 안 빠진다. 핫 셀룰라이트가 된 것을 인식하지 못하고 무리한 다이어트로 빼려다간 자칫 간질의 결합 조직이 무너져 지방부종이나 섬유부종형으로 진행될 수 있다.
다양한 셀룰라이트 형태 중에 지방형 셀룰라이트만이 핫 셀룰라이트이며 나머지는 콜드 셀룰라이트로 분류된다. 콜드 셀룰라이트는 셀룰라이트 유형의 대부분을 차지한다. 이 책에서 다루는 내용 대부분이 바로 이 콜드 셀룰라이트의 성질에 관한 것이다.

> 콜드 셀룰라이트 현상이 진행되는 원리는 모차렐라 치즈에 비유할 수 있다. 시간이 갈수록 간질의 프로테오글리칸이라는 물질 내 머금고 있던 수분이 줄어들어 딱딱해지면서 섬유부종에서 경화단계로 옮아가는 것이다.

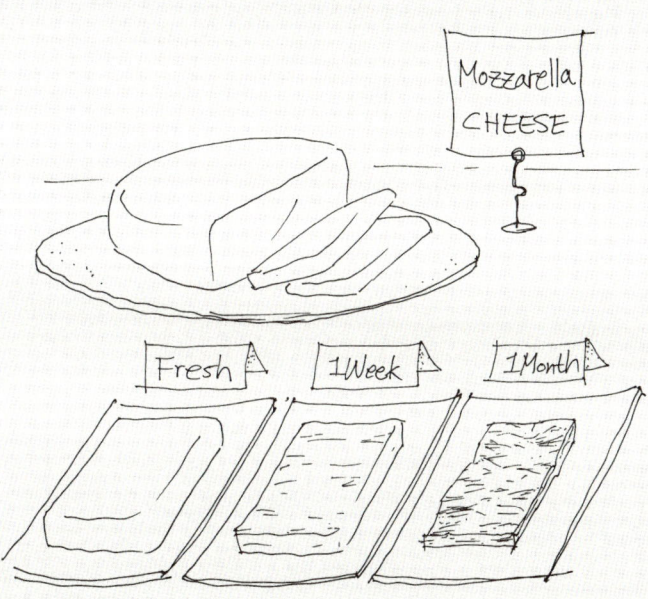

머리부터
발바닥까지,
부위마다 다른
셀룰라이트

몸에 지방이 축적될 때는 복부와 허벅지 부위부터 먼저 시작된다. 그렇다면 반대로, 이 부위에 찐 살은 굶으면 우선 빠져야 할 것이다. 물론 어느 정도는 빠진다. 그러다가 약 오르게도 빠지지 않는다. 죽어도 안 빠진다. 왜 일까?

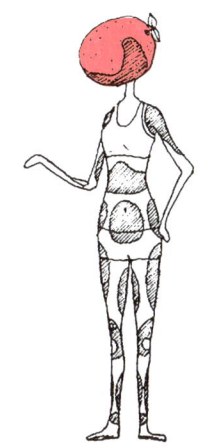

내가 갖고 있는 셀룰라이트는 과연 어떤 유형일까? 개인마다 셀룰라이트의 전반적인 특성과 유형이 있겠지만 같은 몸이어도 부위에 따라 잘 생기는 셀룰라이트 유형은 다르다. 심지어 같은 부위라도 깊이에 따라 셀룰라이트 성질이 바뀌기도 한다. 게다가 머리부터 발가락, 발바닥까지 생길 수 있다. 우리 몸은 어느 한 군데 예외 없이 살로 뒤덮여 있는데, 살이 있는 곳에는 무조건 셀룰라이트가 생길 수 있다. 심지어 피하지방층이 거의 없는 근육이나 근막만 있는 곳에도 얼마든지 자리 잡을 수 있다. 이제 부위별로 잘 생기는 셀룰라이트의 특성에 대해 살펴보자.

1 머리

두피 아래 근육 때문에 생기는 두통과 밀접한 관계가 있다. 관자놀이에서 머리 옆, 귀 뒤 둘레에서 다시 앞쪽으로 내려오면서 턱관절 근처가 두터워진다. 뒤쪽으로 내려가면서부터는 목 뒤에서 두터워진다. 근육의 피로 내지는 어깨나 기타 다른 부위에 발생한 근막통증증후군과 관련이 깊다. 찌꺽찌꺽하게 만져지는데, 커졌다 가라앉았다 한다. 커졌을 때 누르면 압통이 꽤 있다.

2 얼굴

얼굴 근육은 수십 개에 이른다. 얼굴 전체가 셀룰라이트 덩어리 자체인 경우는 꽤 흔하다. 예를 들어, 나이 들면서 광대뼈가 돌출되어 보이는 것은 광대뼈가 자라서가 아니라 광대뼈 위에 셀룰라이트가 자리 잡아 바탕살이 자라기 때문이다. 팔자 주름 위의 접히는 부위도 바탕살 때문인데, 이 부분의 바탕살이 커튼처럼 늘어뜨려지면서 팔자 주름이 패여 보이는 것이다. 입 주변에 늘어지는 심술보도 셀룰라이트 때문이다. 나이 들면서 이중턱이 되는 경우에 어깨나 목 근육의 기능이 나빠지면서 턱 쪽까지 영향을 끼쳐 그 부분에 셀룰라이트가 끼는 것이 아닌지도 살펴봐야 한다. 뿐만 아니라 귀 앞, 턱관절 근처가 구레나룻처럼 커지면서 딴딴해지기도 하는데, 이 경우도 바탕살 때문인지 의심해 봐야 한다. 즉 얼굴 노화의 주범은 바로 셀룰라이트인 것이다.

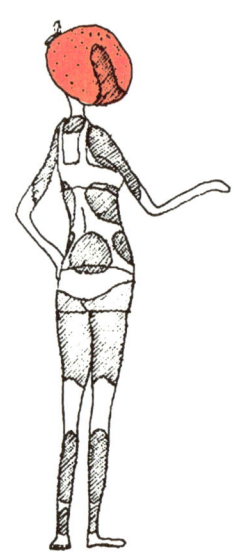

3 몸통

체중이 크게 늘지 않는데 나이 들수록 등허리, 브래지어 라인을 따라 살집이 만져진다면, 그것은 모두 섬유성 셀룰라이트, 즉 바탕살 때문이다. 원인은 잘못된 자세나 과사용에서 비롯되는 게 대부분이다.

4 복부

뱃살은 대부분 지방 덩어리로 이루어져 있지만 뱃살도 만만치 않게 잘 붓는다는 사실! 부은 뱃살의 정체는 바탕질에 수분이 정체된 바탕살이다. 배를 만졌을 때 유독 차게 느껴질 때는 수분 정체로 뱃살이 부어 있기 때문이다. 뱃살 깊이 복근 쪽에 인접한 살들은 젤리처럼 쫀득쫀득하게 들러붙어 있는 셀룰라이트이다. 이 지경이 되면 아무리 피나는 다이어트를 해도 뱃살이 잘 빠질 리가 없다.

5 뒤 허리에서 꼬리뼈 주변

이 부위에 살이 찐다는 게 가능할까? 물론이다. 그럼 이 부위의 살을 빼려고 체중을 줄이면 될까? 아니, 그렇지 않다. 이 부분의 살은 지방이 아니라 바탕살이다. 따라서 뚱뚱하다고 생기는 살은 아니다. 이 부위에 생기는 셀룰라이트는 방심하기 쉬운데, 자기 자신의 뒤쪽 라인을 유심히 볼 일이 없기 때문이다. 이 부분에 살이 쪘다고 해서 옷 사이즈가 달라지는 것도 아니기 때문에 대수롭지 않게 여기기 마련이다. 하지만 이 부분은 섬세하고 굴곡져야 몸매가 아름답게 보인다. 이 부분이야말로 발목과 더불어 건강과 젊음의 상징이다. 허리뼈, 꼬리뼈 부위가 바탕살로 메워질 무렵에는 허리에 통증이 느껴지고 유연성은 떨어지며 느낌 자체가 차고 묵직하다. 결국 허리통이 굵어지는 건 섬유부종성 셀룰라이트 때문이다. 잘못된 자세와 움직임, 타고난 골반 모양과 관련이 깊다. 문제가 발생한 근육 조직 가까운 부위를 깊숙이 누르면 압통이 있으며, 그 주변으로 지방림프부종성 셀룰라이트가 만들어지기도 한다.

6 팔뚝

나이 들면서 '팔뚝이 굵어진다'는 말을 듣곤 하는데 팔 근육의 과사용으로 인한 섬유부종성 셀룰라이트가 형성되기 때문이다. 근육 조직의 분포에 따라 생기므로 얼핏 근육이 발달한 것으로 오인하기 십상이다. 반면에 젊은 여성이 팔을 많이 쓰지도 않았는데 팔이 두껍고 충격파 치료에 강한 반응을 보였다면, 대사적 변성으로 인해 해독 정화 기능이 떨어지고, 이로 인해 지방림프부종성 셀룰라이트가 생긴 것은 아닌지 의심해 봐야 한다.

7 다리

다리에 생기는 셀룰라이트는 무궁무진하다. 그만큼 다리 셀룰라이트에 대한 관심도 높다.
몸에 지방이 축적될 때는 복부와 허벅지 부위부터 먼저 시작된다. 그렇다면 반대로, 이 부위에 찐 살은 굶으면 우선 빠져야 할 것이다. 물론 어느 정도는 빠진다. 그러다가 약 오르게도 빠지지 않는다. 죽어도 안 빠진다. 왜일까?
허벅지에는 지방 축적으로 된 살만 생길까? 그럼 허벅지의 무릎 위 살의 정체는? 허벅지 안쪽은 섬유부종형, 허벅지 바깥쪽은 지방부종형 또는 지방림프부종형, 무릎 위에는 섬유유착을 기저로 한 지방이상증, 종아리에는 섬유형, 지방부종형, 지방림프부종형이 생긴다. 허벅지 뒤쪽으로 축축 처진 살이 섬유성인지 그냥 근육톤(tone, 탄력)이 떨어진 가짜 셀룰라이트인지도 구분해야 한다.
보통 허벅지 앞쪽은 간과하는 경향이 있으나, 섬유성 같은 경우에는 뒤쪽보다 앞쪽에 더 심각하게 진행되는 경우가 흔하다. 더 심하게 들러붙어 있는 관계로 부피가 작아 소홀히 여기기 쉽지만, 허벅지 앞쪽에 들러붙은 섬유성 셀룰라이트를 잡아야 비로소 라인이 정돈될 수 있다.

8 발목

굵은 발목의 원인은 선천적인 것이 아니라 셀룰라이트인 경우가 많다. 아킬레스건이 형성되는 뒤꿈치 부위나, 여러 힘줄이 부착되는 복사뼈 주변에 염증이 발생하면서 섬유부종성 셀룰라이트를 형성해 석회화된 결절을 만들기도 한다. 일부 힘줄은 유착되고 기능성이 떨어져서 주변 조직에 영향을 끼치기도 한다. 섬유경화성 셀룰라이트가 흔하다. 아주 흔한데, 지방림프부종도 물론 생길 수 있다.

9 발바닥

족저 근막염과 관련 있는 경우가 많다. 지방 패드가 두꺼워진다고 흔히들 표현하나, 근막염으로 인한 염증이 생겨 지방층의 바탕질이 딱딱하게 섬유화되면서 두꺼워지는 것이다. 발뒤꿈치 뼈에 부착되는 인대 주변으로 만성 건염이 만든 섬유경화성 셀룰라이트가 관찰되기도 한다. 돌처럼 석회화된 조직으로.

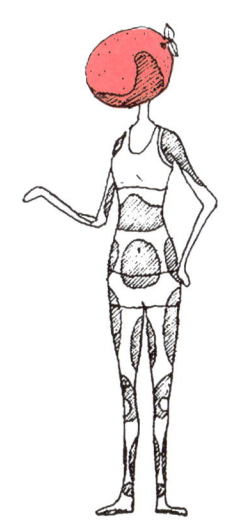

PART 05
제 3 의 살

병든 살의
뫼비우스 띠

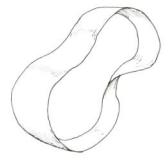

01
셀룰라이트 집안의 얽히고설킨 관계

02
장내 세균의 반란을 조심하라

03
탄수화물 중독이 마약 중독 이상이라고?

04
백색가루의 유혹

05
피로야 가라, 셀룰라이트야 가라

06
비틀어져서 아픈 살, 아파서 비틀어진 살

07
비만이 먼저인지, 셀룰라이트가 먼저인지

셀룰라이트
집안의 얽히고
설킨 관계

만성피로 스트레스, 탄수화물 중독, 장내 세균총 이상, 근막통증증후군 등 셀룰라이트가 있을 때 흔하게 동반되는 증상들은 앞서 제시한 셀룰라이트의 주요 원인 인자(비만, 근육 과사용, 새는 장 증후군, 여성호르몬)와 어떤 관계를 맺고 있을까?

셀룰라이트 증후군

'대사증후군'이란 복부 비만(남성은 허리둘레 90센티미터 이상, 여성은 85센티미터 이상)일 때, 흔히 고혈압이나 당뇨, 고지혈증을 동반하는 것을 말한다. 복부 비만이 개선되면 고혈압이나 당뇨, 고지혈증도 개선되지만 반대로 악화되면 동반되는 질병도 함께 악화되기도 한다. 복부 비만을 개선해도 이러한 질병들이 계속 진행되기도 한다. 즉 복부 비만은 성인병의 직접적인 원인은 아니지만 밀접한 연관성이 있다.

마찬가지로 비만이 셀룰라이트의 직접적인 원인이나 결과라고 단정지을 수는 없다. 셀룰라이트와 흔히 동반되는 증상들은 따로 있다. 만성피로 스트레스, 탄수화물 중독, 장내 세균총 이상, 근막통증증후군이 해당되는데, 이를 묶어서 셀룰라이트 증후군이라 하겠다. 이들의 조합은 전혀 상관관계가 없어 보이기도 하나, 실제로는 서로 매우 복잡하게 얽혀 있다. 이들 증상이 사라질 때 셀룰라이트가 좋아지기도 하고, 이런 증상과 무관하게 셀룰라이트를 개선시키려다가 한계에 부딪히기도 한다. 이 네 가지 증상은 셀룰라이트가 악화되리라는 것을 알려 준다. 심한 셀룰라이트 환자들을 보면 이 네 가지 증상을 다 갖고 있는 경우가 많다.

이 증상들이 셀룰라이트와 관련 있다는 애기 자체가 생뚱맞게 느껴질지도 모르겠다. 하지만 이러한 증상은 셀룰라이트와의 인과관계를 모호하게 만들기도 하지만(셀룰라이트가 먼저 생기고 나중에 이런 증상이 생긴 것인지, 이런 증상 때문에 셀룰라이트가 생긴 것인지), 셀룰라이트와 깊은 관계를 지니고 있다는 것만은 확실하다.

지금까지 아무리 굶고 관리해도 좋아지지 않던 비만 및 셀룰라이트의 문제가 셀룰라이트 증후군의 구성 인자에 관심을 가짐으로써 쉽게 풀릴 수도 있는 것이다.

얽히고설킨 그들의 관계

셀룰라이트가 있을 때 흔하게 동반되는 증상(만성피로, 스트레스, 탄수화물 중독, 장내 세균총 이상, 근막통증증후군)과 앞서 제시한 셀룰라이트의 주요 원인 인자(비만, 근육 과사용, 새는 장 증후군, 여성호르몬)들과는 어떤 관계를 맺고 있을까? 이 집안의 관계를 그려 보면 아래와 같다.

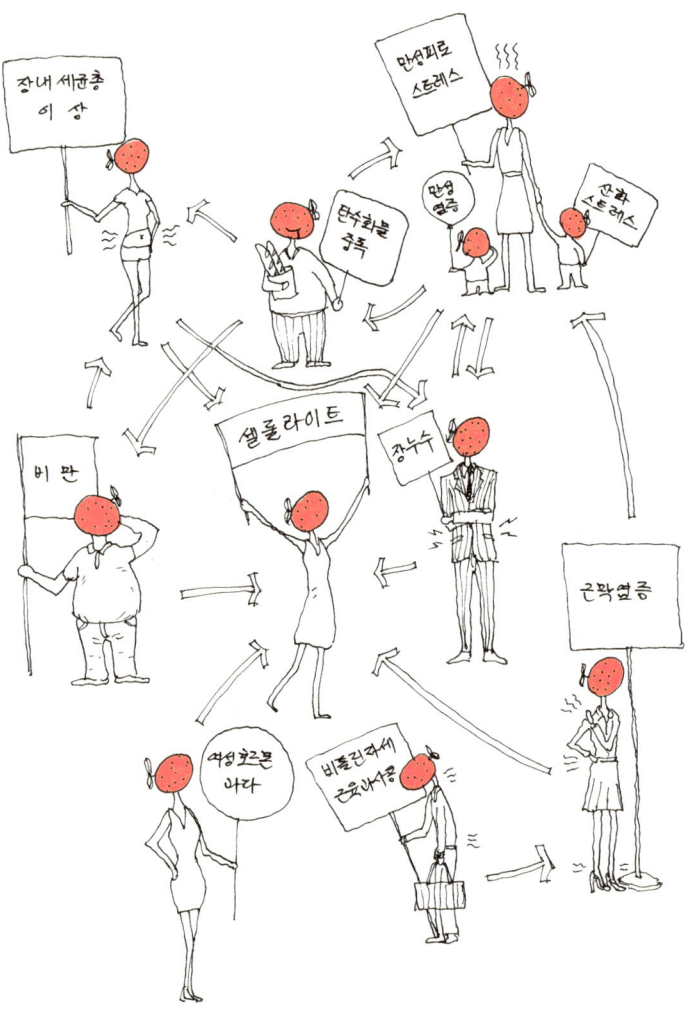

등장인물들의 얽히고설킨 관계는 우리나라 막장드라마를 능가한다. 유심히 살펴보면 셀룰라이트의 발생과 악화에 관련된 인자에 따라서 동반되는 증상도 다양하다는 것을 알 수 있다. 이러한 증상들은 거꾸로 셀룰라이트를 악화시키기도 하고, 새로운 원인 인자(에이스 카드)를 제공하는 역할을 하기도 한다.

예를 들어 하이힐을 신고 무리하게 걷는 생활 패턴 때문에 생긴 '체형 비틀어짐·특정 근육 과사용' 때문에 셀룰라이트가 생겼다고 가정해 보자. 장기간 반복적인 근육 사용은 '근막통증증후군' 증상을 불러오는 한편, '만성 피로와 산화 스트레스'를 유발한다. 만성 피로는 식탐을 자극함으로써 '탄수화물 중독'을 발현시켜 '비만'이라는 새로운 에이스 카드를 출현시킨다. 동시에 '탄수화물 중독'은 장내 세균총 이상의 원인이 되고 장누수 증상의 새로운 에이스 카드를 다시 불러들인다. 이렇게 탄생한 '장누수 증후군' 원인인자는 셀룰라이트뿐만 아니라 '만성 피로' 증상을 악화시키기도 한다.

하이힐 하나 오래 신었을 뿐인데, '근막 염증'이라는 에이스 카드뿐 아니라 셀룰라이트 증후군 네 가지가 다 나타나고, 에이스 카드도 추가로 두 장이나 얻게 되다니! 이렇게 되면 단지 하이힐을 벗는다고 해도 셀룰라이트가 진행되는 것을 더 이상 막을 수는 없다.

이런 앞뒤 좌우 관계를 잘 모르면 셀룰라이트는 뫼비우스 띠처럼 끝없이 반복될 뿐이다.

이제부터 셀룰라이트 증후군에 속한 증상을 하나하나 파헤쳐서 뫼비우스 띠에서 탈출할 방법을 찾아보자. 지피지기 백전백승(知彼知己 百戰百勝)이라고 하지 않았던가!

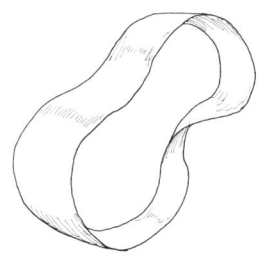

장내 세균의
반란을 조심하라

당분이 많은 과일을 다량으로 섭취하거나, 매우 부적절하게 자주 먹는 행위는 지방 축적을 부르기도 하지만 장내 유해한 유기체에게 먹이를 주어 장내 유익한 세균을 열세로 몰아가는 것이다. 그렇게 되면 해독하는 데 치명적인 지장을 초래하여 바탕질의 정화도 제대로 이루어지지 않고 노폐물, 중금속, 독성 물질이 쌓이면서 변성을 초래하여 셀룰라이트가 생기는 것이다.

장내 세균총 이상은 무엇이고, 왜 생기는가?

피부에도 여러 세균이 정상적으로 존재하듯이, 장 피부 점막에도 여러 세균이 상주하고 있는데, 이를 장내 (정상) 세균이라 부른다. '세균이 정상이라니?'라는 생각이 들 수도 있겠지만 피부, 그 중에도 장의 피부 점막에는 오래 전부터 우리 몸에 공생하며 진화해 온 유익한 세균이 가득하다. 이들은 해로운 존재가 아니라 오히려 장 속의 유해한 침입자를 막아 주는 '용병'이다. 대표적인 예가 유산균이다. 장벽의 주름은 따뜻하고 습해서 미생물이 살기에 더 없이 좋다. 하늘에서 음식이 수시로 떨어지니, 용병은 자기 영역을 지키기 위해 외부에서 호시탐탐 기회를 노리는 다른 유기체와 죽어라고 싸울 수밖에 없다. 덕분에 우리는 힘들이지 않고도 유해한 병원균의 침입으로부터 몸을 지킬 수 있는 것이다. 이러한 용병은 우리 몸 전체의 세포수보다도 더 많은데 용병 역할을 하는 여러 종류의 장내 세균을 장내 세균총이라 한다. 장내 정상적인 세균총은 면역계의 끊임없는 감시를 받으면서 우리 몸으로는 침투하지 않은 채, 장 안으로 쏟아져 들어오는 여러 유해균에 맞서 자리를 굳건하게 지킴으로써 우리 몸을 지키는 면역계의 활동을 돕고 조절한다. 지금까지의 연구를 보면, 장내 세균총은 인류가 생존하고 번영할 수 있도록 진화를 거듭해 온 것으로 보인다. 장내 세균총은 생명 활동에 필수불가결한 일부인 것이다.

장내 세균과 셀룰라이트는 무슨 관계일까?

장내 정상 세균의 역할이 그렇다면, 장내 세균총에 이상이 생기는 것과 셀룰라이트가 악화되는 것과는 무슨 관계가 있을까?
지방형 셀룰라이트를 제외한 대부분의 셀룰라이트 유형군에서는 심하건 심하지 않건 모두 장내 세균총 이상과 복부 팽만감의 증상을 갖는다. 바탕질의 변성과 장내 세균총 이상은 밀접한 관련이 있다는 의미이다.
바탕질 변성이 1차적 원인이 아닌 지방형 셀룰라이트군에서는 장내 세균총 이상이 없다.

셀룰라이트 예방과 관련된 장내 세균총의 역할은 이렇다.

- 장내 세균총은 해독과정을 돕는다.
  장내 세균총은 식품에 함유된 여러 독성 물질의 40퍼센트를 미리 제거함으로써 해독 과정에 중요한 역할을 한다. 해독이 잘 된다는 것은 바탕질이 깨끗이 유지될 수 있다는 뜻이다.
  장내 정상 세균총이 없다면 해독을 담당하는 기관인 간은 두 배 가까이 더 일을 해야 하는 사태가 벌어진다.
- 비타민 B군 흡수에 필수적인 역할을 한다.
  정상 세균총은 우리가 먹은 음식 중 일부를 소화시키는 일을 한다. 특히 비타민 B군은 장내 박테리아가 소화하기 쉽게 만들어 주어야만 몸에 흡수된다. 비타민 B군은 우리 몸의 정화 과정에서 꼭 필요한 영양소라서, 결핍되면 해독을 제대로 수행할 수가 없다.
- 장의 점막을 보호한다(장의 누수를 막는다).
  장 점막에 오랫동안 상주해 온 유익한 정상 세균총은 면역계에 아군으로 인식되기 때문에 점막층에 감염 염증을 일으키지 않는다.
  만일 아군이 줄어들게 되면 적군인 유해한 균이 득실대게 되고 우리 몸에서는 이를 전쟁 상태로 인식해 점막에 유혈사태(염증 반응)를 일으킨다. 결과적으로 장의 점막층이 헐고 손상을 입어 장이 새게 된다. 따라서 새는 장 틈으로 정상 점막 상태에서는 들어오지 않을 독성 물질이 마구 몸 안으로 침투하게 된다.

해독작용이 잘 이루어지지 않는다는 것은 우리 몸의 바탕질에 독성 물질이 쌓인다는 것이며, 결국 바탕질의 변성을 가속화시켜 셀룰라이트를 생성할 수 있다.

정상 세균을 죽이는 몰상식한 행위는 다음과 같다.

01 쓸데없이 항생제를 복용한다.
당연히 장내 정상 세균도 균은 균이니까 같이 죽는다.

02 항생제를 먹여서 키운 축산물을 먹는다.
이런 음식물에 들어 있는 항생 물질이 유익한 정상 세균총을 죽인다.

03 가공식품을 즐긴다.
식품 가공 과정에서 음식물이 썩지 않도록 방부제가 첨가되는데, 이런 방부제는 항생 물질과 같은 작용을 하여 장의 유익한 세균을 죽인다. 식품 가공에 첨가되는 착색제, 식품의 향·식감·질감을 좋게 하는 수많은 화학 물질도 항생 물질과 같은 작용을 한다. 게다가 가공식품을 담는 용기도 멸균 상태여야 하므로, 여기에도 항생 물질이 포함되어 있다고 봐야 한다.
따라서 가공식품을 즐겨 먹는 행위는 우리 몸을 지키고 더 나아가 셀룰라이트가 생기지 않게 하는 데 큰 역할을 하는 용병을 몰살시키는 행위나 마찬가지다.

이에 더해 적군을 도와주는 행위들은 이런 것들이 있다.

04 당분이 많이 포함된 과일을 한꺼번에 많이 먹는 행위
기회 감염성 세균에게 먹이를 줘 장에서 번성할 수 있는 기회를 주는 행위이다. 특히 항생제 복용 후에는 장내 세균이 많이 죽는데, 항생제로 죽지 않는 이스트의 비율만 높아진 상태에서 과일을 많이 먹게 되면 이스트가 폭발적으로 증식한다. 왜냐하면 과일에 포함된 당분은 이스트가 가장 좋아하는 간식이기 때문이다.

05 영양가가 별로 없는 음식물을 너무 많이 먹거나 자주 먹는 행위, 폭식·과식하는 행위
장에 있는 유해한 유기체들이 엄청나게 쑥쑥 자랄 수밖에 없다.

아군이 죽고 적군이 고지를 점령하게 되면 그동안 아군이 해왔던 중요한 기능들(비타민 B군과 같은 박테리아 의존형 영양소 공급, 독성 물질을 제거하는 생화학 반응)이 마비된다. 동시에 장의 면역계에는 비상이 걸리고 적군을 물리치기 위해 온힘을 쏟게 되어 여러 가지 부작용이 생긴다. 한편 장 세포는 허약해져서 호르몬, 신경 전달 물질을 만드는 데 필요하거나, 분자 활성에 관여하는 중요 영양소를 제때 흡수하지 못하게 된다.

오늘날의 환경에는 장내 유익한 세균들이 살아가기에 부적절한 것들이 범람한다. 누구나 장내 세균총 이상증을 겪고 있는 현실이다. 우리의 일상으로 돌아가 보자.

당분이 많은 과일을 다량으로 섭취하거나, 매우 부적절하게 자주 먹는 행위는 지방 축적을 부르기도 하지만 장내 유해한 유기체에게 먹이를 주어 장내 유익한 세균을 열세로 몰아가는 것이다. 그렇게 되면 해독하는 데 치명적인 지장을 초래하여 바탕질의 정화도 제대로 이루어지지 않고 노폐물, 중금속, 독성 물질이 쌓이면서 변성을 초래하여 셀룰라이트가 생기는 것이다.

항생제를 남용하거나 유기농 축산물 외 육류나 유제품을 먹는 것, 가공식품을 즐기는 것 등이 셀룰라이트 악화와 어떻게 연관이 있는지도 장내 유익한 세균의 역할에 대해서 알면 쉽게 납득할 수 있을 것이다.

이들 모두 장내 유익한 세균을 죽이는 항생 물질을 내포한 바, 장내 세균이 죽게 되면, 독성 물질을 제거할 방법이 줄어들면서 우리 몸의 셀룰라이트 또한 악화된다.

간의 해독을 증강시키는 영양제나 항산화제 등을 복용하는 것도 의미가 있겠지만, 그것보다는 해독 기능에 있어서 간만큼 중요한 장내 유익한 세균을 번성시키는 게 훨씬 중요하다.

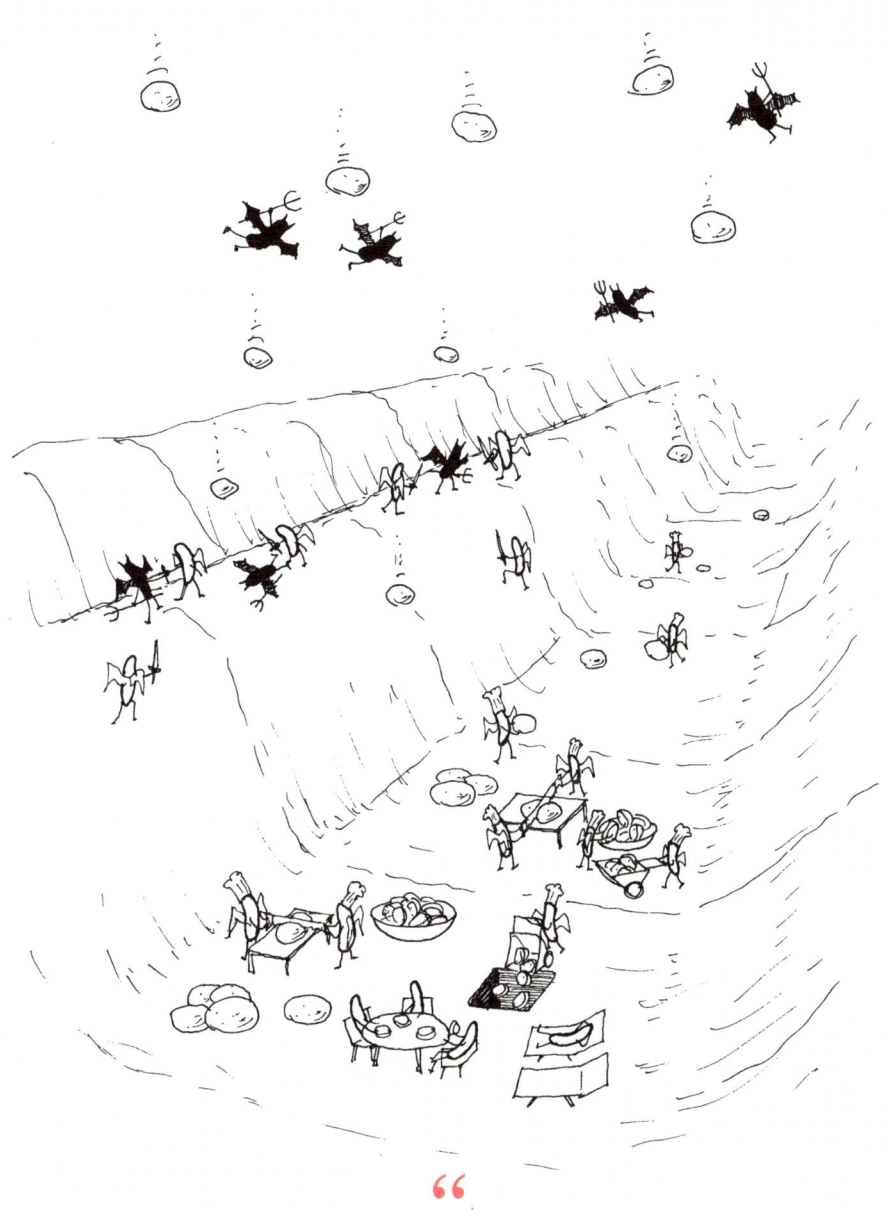

> 장내 정상세균은 유해세균과 맞서 싸우고
> 장의 영양소 흡수와 독성 물질 제거를 돕는다.

탄수화물 중독이
마약 중독
이상이라고?

탄수화물 중독은 중독성으로만 놓고 보았을 때는 마약 중독보다 강력하다. 탄수화물 중독 자체가 마약 중독과는 다르게 또 다시 탄수화물 중독의 원인, 즉 셀룰라이트성 염증을 만들기 때문이다. 탄수화물 중독은 인슐린 분비를 유도하고 단백질 당화를 일으켜 직접적으로 셀룰라이트를 발생시키기도 한다.

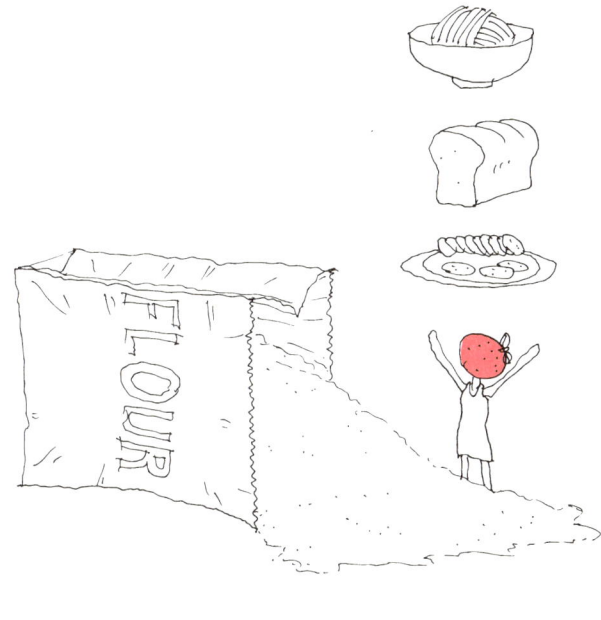

중독은
중독이다

중독이란 내가 스스로 극복할 수 있는 한계 상황을 이미 넘었음을 뜻한다. 시작은 나의 의지였을지언정 나의 의지와 상관없이 탐닉하게 되어 스스로 빠져 나올 수 없는 상태에 이르렀음을 뜻한다. 단순한 탐닉과 중독은 거리가 먼데도 사람들은 스스로 중독 상태에서 벗어나고자 한다. 스스로 벗어날 수 있다면 이미 중독이 아닌 것을!

신체의 에너지원으로 쓰이는 영양소는 중학교 때 이미 가정 시간에 배운 지방, 탄수화물, 단백질, 이 세 가지다. 이 중 지방 중독이나 단백질 중독이란 용어는 없는데, 왜 탄수화물 중독은 존재하는 것일까? 이것에 의문을 가진 적은 왜 없는 걸까?

탄수화물의 실체는 당분이다. 우리가 간절히 원했건 그냥 원했건 당지수가 월등히 높은 탄수화물이 우리 몸에 들어 오면 이를 흡수하는 과정에서 혈액의 혈당지수가 급격하게 올라가게 되므로 혈액의 당분을 정상 수준으로 낮추기 위한 작업이 일어나게 된다. 이 역할을 하는 호르몬이 인슐린인데 혈당을 정상 수준으로 유지하기 위해 여분의 당분을 재빨리 피하지방으로 저장시킨다. 이 과정에서 몸은 본의 아니게 탄수화물 에너지를 써보지도 못하고 저장하게 되어 또 다시 에너지 고갈 상태에 빠지게 된다.

나는 이 상태를 흔히 비유하기를, 월급을 받아서 써보지도 못하고 몽땅 저축을 해버리는 바람에 실제로는 쓸 돈이 없는 상태로 설명한다. 월급을 받아서 먹을 것도 사야 하고 집세도 내야 하는데, 그럴 겨를도 없이 몽땅 저축을 하니, 다시 돈을 급하게 구하게 된다. 우리 몸에서도 급하게 에너지원으로 쓰기 위해 바로 에너지원으로 쓸 수 있는, 즉 혈당을 바로 올릴 수 있는 단당류 위주의 탄수화물을 갈구하게 된다. 그런데 탄수화물을 먹으면 혈당이 또 정상 레벨 이상으로 올라가게 되므로 또다시 비상으로 인슐린을 분비시켜서 혈당을 안정화시키게 된다. 이 과정에서 써보지도 못한 탄수화물 에너지원을 비축하게 되어, 우리 몸은 잠깐 기분이 좋았다가 바로 기운이 없어지면서, 바로 또다시 당분을 갈구하는 상태에 빠지고 마는 것이다.

이런 악순환에서 빠져 나오려면 진정으로 우리 몸에 필요한 단백질이나 기타 영양소를 공급해야 하는데, 탄수화물 중독의 쳇바퀴에 빠져 버리면 계속 탄수화물만 찾게 된다. 한 단계 더 나아가 지방, 탄수화물(당분), 식품 첨가물이 범벅이된 최악의 음식에 빠져 들게 되는데, 양념 범벅의 프라이드 치킨이나 떡볶이 국물을 잔뜩 묻힌 튀김만두가 대표적이다. 여기에 콜라를 곁들이면 칼로리 제로건 아니건 식욕 촉진제 역할을 톡톡히 하여 걷잡을 수 없는 탄수화물 중독의 세계로 빠져든다.

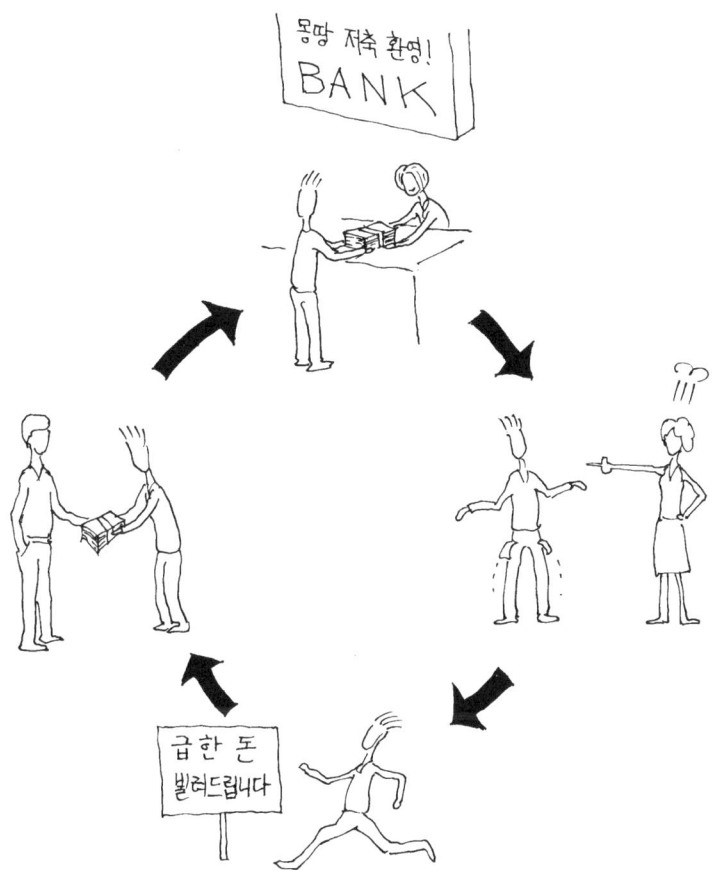

웰컴 투
탄수화물 세상

식욕 억제제 등의 다이어트 약물을 비타민제 먹듯이 수년간 복용 중이거나, 심리 치료를 받으며 괴로워하는 환자 대부분은 탄수화물 중독에 빠져 있다. 탄수화물 중독에서 벗어나는 첫 번째 단계는 먼저 자신이 중독 상태임을 인정하는 것이다. 중독의 발단이 먹는 걸 원래 좋아하는 심리에서 출발했든, 만성피로 증후군 같은 신체적인 것에서 시작했든 말이다. 암 같은 질병으로 인한 통증을 관리하기 위해 마약을 사용하는 경우, 오랜 기간 동안 많은 양을 사용하더라도 중독으로 이어지는 경우는 드물지만, 만에 하나 중독으로 이어져서 스스로 빠져나올 수 없다면 억울하더라도 중독은 중독 아닌가.

탄수화물 중독은 중독성으로만 놓고 보았을 때 마약 중독보다 더 강력하다. 탄수화물 중독 자체가 마약 중독과는 다르게 또 다시 탄수화물 중독의 원인, 즉 셀룰라이트성 염증을 만들기 때문이다. 탄수화물 중독은 인슐린 분비를 유도하고 단백질 당화를 일으켜 직접적으로 셀룰라이트를 발생시키기도 한다(인슐린 자체가 부종을 일으키기도 한다). 만성 염증 상태에 해당하는 셀룰라이트는 만성피로를 일으키고 다시 탄수화물을 먹고 싶게 만들어 중독 상태를 가중시킨다. 정제 탄수화물을 많이 찾게 될수록 새는 장 증후군과 장내 세균총 이상의 악화 요인이 되고, 이어 셀룰라이트를 발생시킴으로써 악순환이 계속된다. 결국 셀룰라이트 치료를 위해서는 탄수화물 중독을 반드시 해결해야 하지만 이런 이유들 때문에 탄수화물 중독에서 벗어나기란 여간해서 쉽지가 않다.

먼저 식사 일기장을 쓰는 게 가장 바람직하다. 하루에 얼마만큼의 '칼로리'를 섭취하고 있는지에 집착하지 말고, '어느 정도'를 탄수화물로 섭취하고 있는지 파악하는 게 필요하다. 왜 탄수화물을 자꾸 먹게 되는지 알기 위해서는 어떤 음식이 탄수화물에 포함되는지 알고 있어야 한다. 환자들이 써 온 식사 일기장에 탄수화물 음식을 체크해서 주면 놀라워하는 분들이 상당히 많다. 어디서부터 어디까지가 탄수화물 음식으로 분류되는지 잘 모르기 때문이다.

한편 식사 일기장 작성을 전제로 한 약물 복용을 권유할 수도 있다. 비교적 약한 식욕 억제제를 사용해 별도의 스트레스 없이 과도한 탄수화물 섭취에서 벗어나게 하는 것이다. '탄수화물을 줄여야지'라고 종일 생각하는 것 자체가 스트레스와 죄책감을 주어 탄수화물 중독은 갈수록 심화되기 때문이다. 식욕 억제제를 처방하기 전에는 몇 가지 조건이 붙게 된다.

01 약물 복용은 체중 감량이 아닌 탄수화물 섭취를 줄이기 위한 목적일 것.

02 입맛이 떨어져서 탄수화물을 덜 먹게 된 대신 그 자리에 최소한의 질 좋은 단백질과 지방질 음식으로 채울 것. 영양의 균형이 맞게 되면 식욕 억제제를 끊은 후 허겁지겁 또 다시 탄수화물 중독에 빠지는 일이 없다.

03 식사 일기장을 반드시 작성하여 실제로 균형 잡힌 식사를 하고 있는지 체크할 것.

04 1일 칼로리 섭취를 최하 1,200킬로칼로리 이상, 1,500킬로칼로리 내외로 잡을 것.

05 특별한 약물 부작용이 없는 이상 8주 정도 꾸준히 매일 복용할 것. 8주는 탄수화물 중독에서 벗어나는 데 필요한 최소한의 기간이다.

백색가루의 유혹

설탕의 발언 : 난 먹으면 먹을수록 먹고 싶은, 그야말로 치명적인 유혹, 그 자체야. 내가 잔뜩 몸으로 들어가는 순간 인슐린 덕분에 일은 하나도 안하고, 지방으로 둔갑해서 쉴 수 있거든. 인슐린, 그 친구는 우리가 조용히 들어가면 모르는데, 화려하게 입성하면 바로 환영식을 해줘. 어쨌거나 내가 정작 힘쓰는 일을 안 하고 드러누워 버리니까, 몸에서는 급히 우리를 또 부르는 거지.

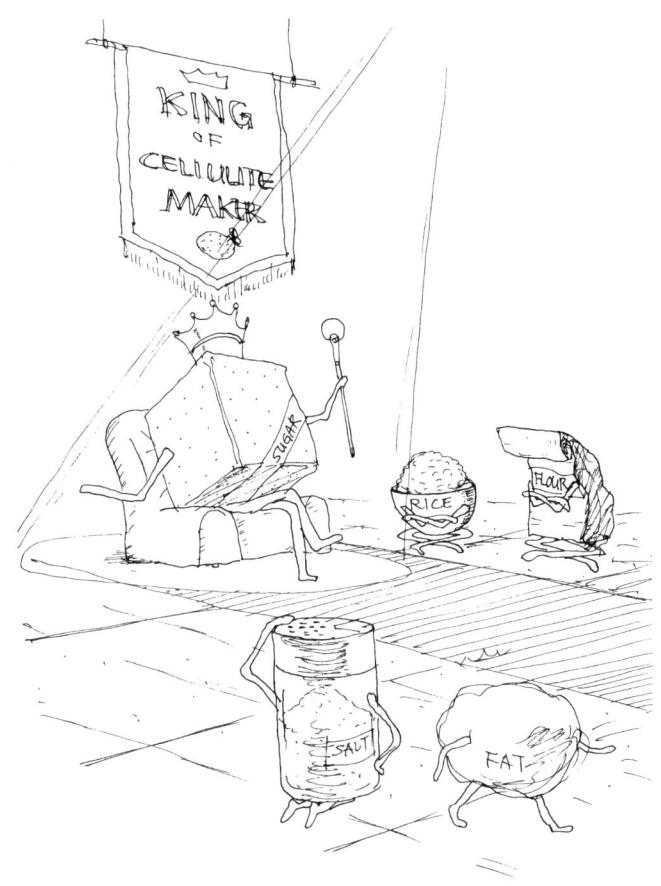

백색가루의 대명사인 마약만큼 중독성이 높은 게 없지만, 음식물에서도 중독성 높은 백색가루가 있다. 백미, 밀가루, 설탕, 소금 같은 정제 탄수화물은 모두 희면 흴수록 몸 안에서는 당지수가 올라가 탄수화물 중독을 일으킬 확률도 커진다. 즉 정제될수록 치명적인 데다 중독성이 있다는 공통점이 있다. 이들은 인슐린 분비를 유도하고 단백질 당화를 일으켜 직접적으로 셀룰라이트를 악화시키기도 한다. 소금은 또한 희면 흴수록 정제된 것이라서 짠맛이 더 강하다. 소금은 당분과는 달리 직접적으로 셀룰라이트를 악화시키지는 않지만 부종을 유발하고, 짠맛 때문에 밥이나 빵 같은 탄수화물을 부르는 바로 그 '밥도둑'의 역할을 한다. 즉, 소금 중독의 치명성은 소금 자체가 몸에 끼치는 영향보다는 탄수화물이나 설탕을 많이 먹게 만든다는 데 있다. 찌개에 실수로 소금을 많이 넣었을 때 그만큼의 설탕을 넣으면 짠맛이 희석된다. 즉 맵고 진한 찌개 국물 뒤에는 어마어마한 소금과 설탕이 숨어 있다. 국수를 만들 때도 소금이 들어간다. 즉 탄수화물을 '맛있게' 그리고 '많이' 먹는 데에는 약방의 감초처럼 소금이 꼭 따라다니는 것이다. 하지만 소금 중독은 단계적으로 조금씩 덜 짜게 먹음으로써, 탄수화물 중독에 비해서 비교적 빠져나오기 수월하다는 이점이 있다. 이런 점은 탄수화물 중독을 극복하는 데도 더불어 도움이 된다. 짠맛을 줄여서 싱겁게 먹게 됨에 따라 밥의 양도 줄어, 짠맛 때문에 가려졌던 음식의 단맛을 더 예민하게 느끼기 때문이다.

설탕이 말한다!
셀룰라이트 왕좌를 놓고 벌이는 설전

백색가루의 대명사인 밀가루, 백미, 소금, 설탕이 모여 셀룰라이트를 일으키는 진정한 왕의 자리를 놓고 설전을 벌인다. 유력 후보인 설탕의 발언을 들어보자.

"당연히 내가 최고지. 그걸 말이라고 해? 사실 사람들한테 셀룰라이트가 생기는 것은 다 내 덕분이야. 지방도 소금도 아니라고. 걔네는 나에 비하면 새 발의 피야. 난 그 이유를 네 가지나 댈 수 있어!"

01 일단 날 먹으면 바로 셀룰라이트 전용 롤러코스터를 타는 거야. 난 콜라겐에 딱 붙어서 '콜라겐-포도당'을 만들어 버리거든. 그러면 결합 조직 기능이 엉망이 되고 바탕질이 망가지는 것은 시간문제인 거지.

02 게다가 날 먹으면 내 친구 인슐린이 좋다고 하면서 지방으로 날 저장시켜줘. 인슐린은 지방 조직에 수분도 퍼다 주니까, 금방 지방부종이 생겨버리는 거야. 그럼 지방-림프 부종으로 거듭나면서 셀룰라이트로 쭉쭉 뻗어가는 거 아니겠어?

03 중독성으로 쳐도 내가 최고야. 사람들이 짜게 먹을수록 소금 맛에 길들여져 점점 짜게 먹는다고 하면서 나트륨 중독, 나트륨 중독 어쩌고 하면서 호들갑인데, 그게 무슨 중독이니? 일주일 단위로 반 숟갈씩만 줄여도, 덜 짠 건지

알아채지도 못하는데. 세상에 소금만큼 쉽게 빠져나오는 중독이 어디 있겠어. 그건 중독이라고 할 수도 없어. 난 먹으면 먹을수록 먹고 싶은, 그야말로 치명적인 유혹, 그 자체야. 내가 잔뜩 몸으로 들어가는 순간 인슐린 덕분에 일은 하나도 안 하고, 지방으로 둔갑해서 쉴 수 있거든. 인슐린, 그 친구는 우리가 조용히 들어가면 모르는데, 화려하게 입성하면 바로 환영식을 해줘. 어쨌거나 내가 정작 힘쓰는 일을 안 하고 드러누워 버리니까, 몸에서는 급히 우리를 또 부르는 거지. 그럼 또 우리가 옳다구나, 또 떼거리로 몸속으로 들어가서 인슐린 덕분에 슥 사라지고, 뭐 이런 식이지.

일 하라고 뽑히는 애들은 지방, 단백질, 탄수화물, 세 부류라는 거 초등학교 때 배워서 다들 알지? 탄수화물은 바로 써먹기에 딱 인데, 인슐린 덕분에 농땡이 부리기도 제일 쉬운 거지. 지방 중독, 단백질 중독, 들어봤냐? 이게 다 인슐린 덕분이야. 정제된 내가 혹시라도 뼈 빠지게 일할까 봐 그 친구가 날 얼마나 위해주는지 몰라.

04 마지막으로 소금 먹으면 지방으로 저장되는 거 봤니? 끽 해 봤자 물 먹이는 거 말고 더 있냐고. 난 부종도 만들고 지방도 만들 수 있어. 물론 인슐린이 있어야 가능한 일이지만. 여하튼, 친구 잘 두는 것도 능력 아니겠어? 소금 따위 들어온다고 인슐린이 쳐다보기나 하는 줄 알아? 인슐린을 좌지우지할 수 있는 건 나밖에 없어.

"밀가루랑 거기 흰 쌀, 너희도 나랑 같은 부류인 건 알지? 물론 나보다는 순수하지 못하지만 말이야. 인슐린은 순수한 걸 좋아하거든. 소금, 넌 허구한 날 탄수화물이나 꼬셔대면서 묻어가려고 하고 말이야. 그렇게 살면 못 써. 할 말 있냐? 있어? 없어? 그리고 가루는 아니지만 백색 허연 덩어리, 지방아, 너도 셀룰라이트 좀 만든다고 깝죽대나 본데, 나 따라오는 건 불가능하다. 입 다물어라. 그럼 이상 끝! 내가 셀룰라이트 대마왕인걸로. 꽝꽝!"

피로야 가라, 셀룰라이트야 가라

급성 스트레스 또는 통증, 피로, 염증 상태에서는 입맛이 뚝 떨어진다. 하지만 이 증세가 지속되면 만성으로 전환되는데, 이때부터는 오히려 더 많이 먹게 된다. 여러 복잡한 기전들이 관여하지만, 쉽게 말하자면 스트레스에 대한 생존 방어 기전이 발동하게 되면서 생긴 부작용의 결과라고 하겠다.

근막통증증후군

근막통증증후군은 그 자체로 바탕질성 셀룰라이트를 발생시키지만 한편으로는 만성 스트레스(피로)와 그로 인한 식욕 증가, 결국 탄수화물 중독 증상을 불러올 수 있다. 아프니까 피곤하고 스트레스 상태에 빠진다는 건 이해하더라도, 과연 그것 때문에 많이 먹게 될까? 오히려 입맛이 떨어지지 않을까? 비밀은 급성 스트레스와 만성 스트레스의 기전이 다르게 전개된다는 데 있다. 급성 스트레스 또는 통증, 피로, 염증 상태에서는 입맛이 뚝 떨어진다. 하지만 이 증세가 지속되면 만성으로 전환되는데, 이때부터는 오히려 더 많이 먹게 된다. 여러 복잡한 기전들이 관여하지만, 쉽게 말하자면 스트레스에 대한 생존 방어 기전이 발동하게 되면서 생긴 부작용의 결과라고 하겠다.

여러 가지 기전 중 하나를 소개하면 이렇다. 급성 스트레스 상태에서는 교감 신경이 발동하게 돼 식욕을 억제하며 당장 맞닥뜨린 긴급 상황에 대처한다. 반면 만성 스트레스로 접어들면 반대로 부교감 신경이 발동하는데, 이때는 장기전에 대비, 식욕을 끌어당겨 에너지를 비축하려고 한다.

또 다른 기전은 영양학적 측면에서 찾아볼 수 있다. 만성 스트레스 상태로 넘어가면 이를 극복하기 위해 여러 영양소와 에너지를 필요로 하게 되므로 자기도 모르게 많이 먹고 싶어진다. 이때 몸에서 진정 원하는 것은 스트레스 상태를 벗어나기 위한 당분, 지방산, 단백질 아미노산, 비타민, 미네랄, 항산화 역할에 중요한 파이토케이칼(미세 영양소)이다. 하지만 문제는 만성 스트레스시 달고 자극적인 음식만을 찾게 된다는 것이다. 단 음식, 즉 탄수화물을 찾는 이유는 체내에서 즉각적인 에너지 변환이 가능하기 때문이다.

탄수화물 중독에 빠져 허우적거리는 동안 필요한 여러 성분이 들어올 때까지 몸에서는 계속 '먹어라 먹어라' 신호를 보내고, 엉뚱하게 탄수화물만 집중적으로 들어오게 됨으로써, 몸은 악순환에 빠진다. 몸이 원하는 것과 상관없이 탄수화물만 공급하게 되고, 탄수화물 중독은 체내 당성분의 증가에 의한 바탕질의 변성을 일으켜 그 자체로도 셀룰라이트를 일으키며, 비만이나 장 누수를 거쳐 셀룰라이트를 만들어내는 간접 인자가 되는 것이다. 또 만성 스트레스 상태에 빠지면 그 자체로 장 점막에 손상을 주고 장 누수(새는 장) 증후군을 조장해 셀룰라이트를 촉발한다.

비틀어져서 아픈 살, 아파서 비틀어진 살

비틀린 자세를 갖고 있는 사람은 대부분 만성적인 근육통이나 근막 통증을 호소한다. 비틀어진 자세 때문에 살이 아파오고, 아픈 살 때문에 자세는 더욱 비틀어진다. 균형이 흐트러진 자세는 근육에 붙어 있는 힘줄과 근막에 만성 염증과 통증을 발생시키고 셀룰라이트를 유발한다.

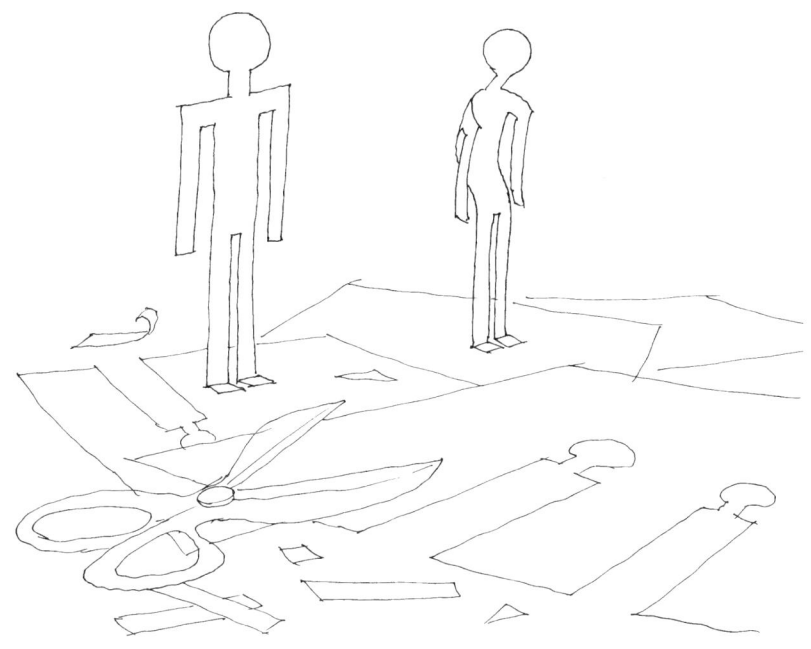

우리 몸의 체형을 이야기 할 때 두 가지 요소가 관계된다. 하나는 살이 붙어 있는 형상이고, 또 하나는 뼈들이 이루는 각도에 의해 만들어지는 자세이다. '서양 배 모양의 체형'이나 '역삼각형 체형'은 전자, '구부정한 체형', '뒤틀린 체형'은 후자에 속한다. 자세와 셀룰라이트는 무슨 연관이 있는 것일까?

자세 불균형은 근육이
불균형을 이루며 긴장된 상태

우리 몸의 뼈는 스스로 각도를 유지하거나 만들 능력이 없다. 각 관절에서 뼈와 뼈가 이루는 각도는 뼈를 이어 붙이고 있는 근육에 의해 만들어진다. 결국 우리 몸의 자세는 '근육 조직'에 의해 완성된다. 올바른 자세를 갖고 있다는 것은 뼈에 붙어 있는 근육살이 이상적인 균형 상태를 유지하고 있음을 의미한다.

몸의 움직임을 가능하게 하고 뼈의 위치를 유지기 위해서 서로 상호 보완적인 근육이 짝을 이루며 부착되어 있다. 예를 들어 팔을 아래로 늘어뜨린 상태에서 팔꿈치를 구부려 팔을 들어 올리는 동작은 팔 앞에 붙은 이두근이 수축하면서 이루어진다. 반대로 팔을 다시 펴는 동작은 팔 뒤에 붙어 있는 삼두근이 수축하면서 이루어지고, 이때 이두근은 다시 펴지게 된다. 이두근과 삼두근은 이처럼 상호 보완적인 움직임을 만들고, 한쪽이 수축할 때 다른 한쪽은 늘어나는 작용을 한다.

'부정렬 증후군'이란 쌍을 이루고 있는 근육의 균형이 깨져 한쪽은 단축되고 다른 한쪽은 신장된 상태로 고정된 것을 말한다. 대표적인 예는 소위 '거북목'이라 불리는 일자목이나 척추 측만증이다. 부정렬 증후군은 바람직하지 못한 자세에서 특정 근육이 수축되거나 신장된 상태로 오래 유지되어 발생한다. 컴퓨터 사용이 늘면서 거북목 증후군이 많아졌는데, 단지 목만 앞으로 쭉 빠진 것이 아니라 등이 앞으로 굽고 어깨가 앞쪽으로 말아 들어간 자세와 함께 나타난다. 목을 쭉 빼고 등을 구부린 채 팔을 앞으로 모아 컴퓨터 자판을 두들기는 자세가 오래 지속되면서 특정 근육은 수축된 상태로 단축 고정되거나, 쌍을 이루는 근육은 신장된 상태로 고정되어 나타난다.

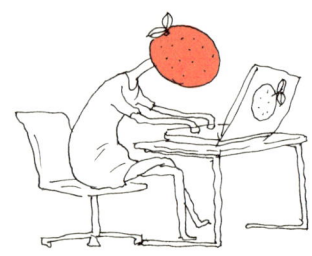

비뚤어진 자세가 가져오는
셀룰라이트

근육이 수축된 상태나 신장된 상태로 긴장이 지속되면 근육의 수축에 의한 '단축'이나 신장에 의한 '약화'를 가져온다. 둘 다 근육이 고정되면서 운동성을 떨어뜨린다. 단축은 원래 수축할 수 있는 범위의 일부 범위에서만 수축이 가능해지는 것이고, 약화는 수축력이 떨어지는 것이다. 실제로 거북목 증후군을 가진 사람에게 허리와 어깨를 쭉 펴고 턱을 당겨 바른 자세로 서보라고 하면 애를 써도 바른 자세로 서는 것이 불가능한 경우가 많다. 이미 단축과 약화가 일어났기 때문이다. 이때 억지로 어깨를 펴게 하려고 외부의 힘을 가하면 펴지지도 않을 뿐 아니라 극심한 통증을 느끼게 된다. 단축된 근육과 신장된 근육은 적절한 마사지와 강화 운동을 통해 서서히 교정해야 한다.

특히 단축된 근육에서는 근육과 뼈를 부착시켜 주는 힘줄에 손상을 주어 염증을 유발시킨다. 수축과 신장을 할 수 있는 근육과 달리 힘줄은 신축성이 없기 때문이다.

근육을 과사용할 때 근막에 염증이 발생하는 이유는 상대적으로 근막이 근육에 비해 상처입기 쉽기 때문이다. 근육의 과사용은 갑자기 무리한 운동을 한다거나 반복적인 움직임을 무리하게 지속할 때 발생할 수 있는데, 자세의 균형이 맞지 않는 사람, 즉 특정 근육이 단축되거나 약화된 사람은 주변의 다른 근육이 이를 보상하기 위해 무리하게 사용될 가능성이 커진다. 다시 말해 부정렬 증후군을 가진 사람은 일상적인 활동에서도 특정 근육의 과사용에 의한 근막염을 발생시킬 가능성이 높다. 과사용은 한두 번은 크게 문제가 없다고 해도 반복적인 미세 손상은 만성 염증을 일으킨다. 비틀린 자세를 갖고 있는 사람은 대부분 만성적인 근육통이나 근막 통증을 호소한다. 비틀어진 자세 때문에 살이 아파오고, 아픈 살 때문에 자세는 더욱 비틀어진다. 요약하자면 균형이 흐트러진 자세는 근육에 붙어 있는 힘줄과 근막에 만성적인 염증과 통증을 발생시키고 셀룰라이트를 유발한다.

비만이 먼저인지, 셀룰라이트가 먼저인지

우리 사회는 흔히 많이 먹고 적게 움직여서 비만이 되고, 그것 때문에 셀룰라이트가 발생한 것이라고 단순화시킨다. 즉 비만과 셀룰라이트를 구별하려고 들지 않는다. 하지만 이것은 명백히 구별되어야 한다. 이를 혼동하면 잘못된 해결책을 따르게 될 것이고, 그 결과는 참담할 뿐이다.

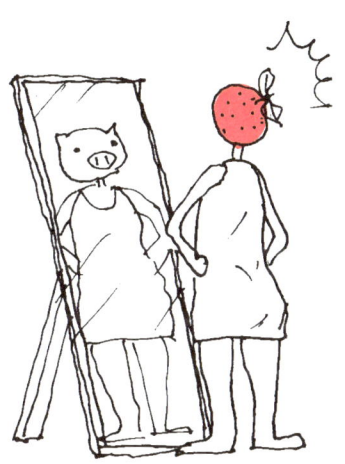

지금까지 비만은 여러 가지 셀룰라이트의 발생 인자 중 하나일 뿐, 비만 없이도 셀룰라이트가 얼마든지 생길 수 있다고 설명했다. 하지만 실제로는 비만없이 셀룰라이트만 있는 사람은 흔하지 않다. 그래서 사실 셀룰라이트가 비만의 부속품인냥 오해를 받아 온 것이다. 그런데 왜 셀룰라이트를 지닌 사람은 비만인 경우가 많을까?

닭이 먼저?
달걀이 먼저?

비만인데, 동시에 셀룰라이트 살성인 경우, 셀룰라이트 현상이 비만을 만든 것일까, 비만이 셀룰라이트를 만든 걸까? 분명 둘 중 하나는 원인이고 다른 하나는 결과일 수 있다. 답은 '둘 다 맞다'이다. 다음의 두 가지 경우를 보면 이해할 수 있을 것이다.

A 비만과 상관없이 발생한 바탕질성 셀룰라이트를 지닌 비쩍 마른 오렌지 여사는 근막통증증후군을 오래 앓고 있었는데, 그 때문에 셀룰라이트가 생겼다. 근막의 만성 통증은 시간이 지나 만성 피로-스트레스, 이로 인한 장내 세균총 이상과 탄수화물 중독을 불러와 결국 비만에 이르게 될 것이다.

B 비만은 셀룰라이트로 가는 에이스 카드이다. 즉 음식 섭취량의 과잉으로 축적된 지방량이 불러온 비만 때문에 지방성 셀룰라이트가 발생하는 것이다.

한편 음식 섭취량이 많은 사람은 장내 세균총 이상이 생기고, 결국 바탕질에 독성 물질이 많이 쌓이게 돼 점점 바탕질성 셀룰라이트의 성격이 강해진다. 하지만 이들 B군은 문제의 처음 원인이 음식물의 과섭취에서 출발한 것이고, A군은 결과가 음식물의 과섭취라는 면에서 정반대라 할 수 있다.

이것을 구분하는 이유는 식욕 이상증에 대한 치료 접근이 달라지기 때문이다. A군의 경우는 식욕 이상증의 최초 원인이 근막통증증후군이었기 때문에, 근막 통증 자체를 해소해야 근본적으로 식욕 이상증을 고칠 수 있다. 근막 통증이 해소되면, 식욕이 처음부터 왕성했던 게 아니라서 생각보다 쉽게 식욕 이상증을 가라앉힐 수 있다.

우리 사회는 흔히 많이 먹고 적게 움직여서 비만이 되고, 그것 때문에 셀룰라이트가 발생한 것이라고 단순화시킨다. 즉 비만과 셀룰라이트를 구별하려고 들지 않는다. 하지만 이것은 명백히 구별되어야 한다. 원인과 결과를 분리시켜야 하고, 끝까지 원인을 찾아내야 한다. 이를 혼동하면 잘못된 해결책을 따르게 될 것이고, 그 결과는 참담할 뿐이다.

A

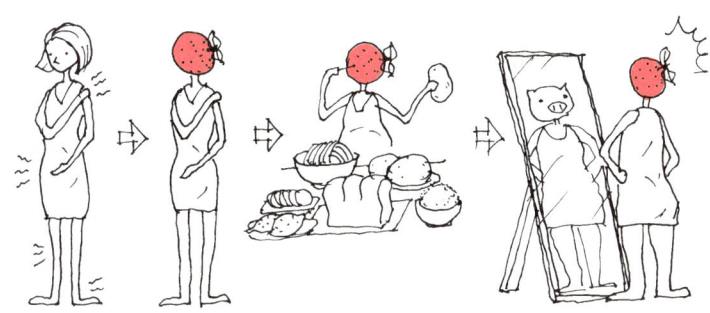

B

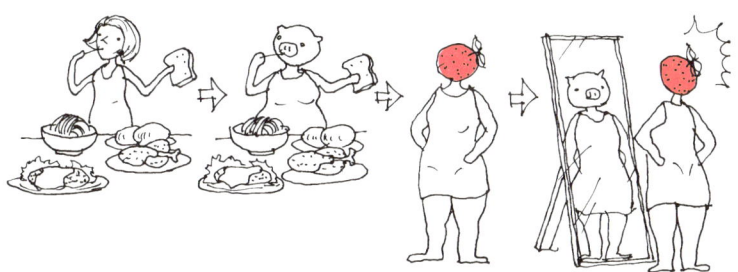

PART 06
제 3 의 살

셀룰라이트
제거 레시피

01
화타의 형들이 전하는 교훈
02
라이프스타일 보수 공사
03
안티셀룰라이트 다이어트
04
몸의 황금 각도 찾기
05
환자임을 인정하기

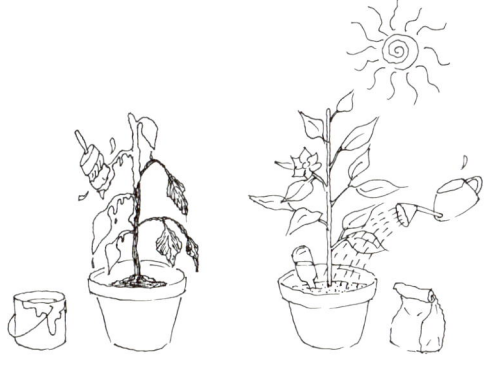

화타의 형들이 전하는 교훈

오래전에 발생해 심각해진 셀룰라이트를 치료하는 것도 중요하지만 초기에 치료할수록 효과는 더 좋다. 무엇보다 발생하지 않도록 예방하는 게 가장 중요하다고 하겠다. 이러한 예방과 치료 모두 본질적인 '살의 건강'을 회복하는 과정이어야 한다는 것을 기억해야 한다. 나뭇잎이 누렇게 변했을 때 나무의 건강을 살려 잎을 파릇하게 되돌려야지 누런 잎에 초록색 페인트를 칠하는 것은 아무 의미가 없다.

셀룰라이트를 제거하는 방법을 소개하기에 앞서 중국 후한 말기의 전설적인 명의 화타와 그의 형들에 대한 일화를 소개한다. 어느 날 위나라의 왕이 화타를 초청했다. 당시 중국은 여러 나라로 분열되어 있었고 전쟁이 끊이지 않았기 때문에 화타를 서로 모시려고 눈독을 들였다.

위왕 그대의 의술이 죽은 사람도 살린다 들었다. 과연 천하의 명의로다.

화타 아닙니다. 저의 의술은 제 형님들보다도 못하여 그저 반딧불 같을 뿐입니다.

놀란 위왕은 되묻는다.

위왕 그대의 형들도 의술을 아는가?

화타 그리 멀지 않은 곳에서 같이 살고 있습니다만 형님들의 의술이 뛰어나다는 것을 주변 사람들은 잘 모릅니다.

위왕 어허, 어찌 그럴 수가 있단 말인가? 헌데 그렇다면 그대 삼형제 중에 누구의 의술이 가장 뛰어난가?

화타 큰형님의 의술이 가장 뛰어나고, 그 다음이 둘째 형님. 제 의술이 가장 비천합니다. 주변 사람들이 형님들의 의술을 모르는 이유는 의술을 행하는 깊이가 다르기 때문입니다. 막내인 저는 병이 커지고 환자가 고통 속에서 신음할 때가 되어서야 비로소 병을 알아보고 돌봅니다. 환자의 병이 위중하므로 맥을 짚어 진기한 약을 먹이고, 살을 도려내는 수술도 해야 합니다. 사람들은 저의 그런 행동을 보고, 제가 큰 병을 고쳐 주었다고 믿는 것입니다. 둘째 형님은 환자의 병이 아주 미미한 상태에서 심각해지기 전에 병을 알아보고 치료를 해 환자는 둘째 형님이 자신의 큰 병을 미리 낫게 해주었다고 생각하지 못합니다.

큰형님은 어떤 이가 아픔을 느끼기 이전에 얼굴빛을 보고 병을 예측하고 원인을 미리 제거하기 때문에 환자는 아파 보지도 않은 상태에서 치료를 받아 고통이 사라졌다는 사실을 미처 알지 못합니다. 제 형들은 저보다 훨씬 훌륭한 의사인데도 신의로써 소문이 나지 않고, 저만 명의로 소문나게 된 것입니다.

화타의 두 형은 의사가 본래 직업은 아니었다고 알려져 있다. 의사 일을 동네에서 맡아 본 것은 사실이지만, 본 직업은 큰형은 글방 선생, 둘째 형은 요리사를 겸업했다고 한다. 즉 큰형은 동네 사람들의 얼굴빛을 보고 그의 심리적 요인이나 병의 요인을 미리 알아보고 돌봐줌으로써 병이 커지지 않게 했다는 뜻이고, 둘째형은 동네 사람들의 얼굴빛을 보고 그의 섭생을 예측하여 요리와 약재로써 작은 병이 큰 병으로 커지지 않도록 했다는 뜻이다.

이미 커진 병을 치료하는 것도 중요하지만 병이 커지기 전에 미연에 방지하는 게 더 중요하다는 것을 새삼 일깨워 주는 일화라 하겠다. 셀룰라이트 치료도 마찬가지이다. 오래전에 발생해 심각해진 셀룰라이트를 치료하는 것도 중요하지만 초기에 치료할수록 효과는 더 좋다. 무엇보다 발생하지 않도록 예방하는 게 가장 중요하다. 이러한 예방과 치료 모두 본질적인 '살의 건강'을 회복하는 과정이어야 한다는 것을 기억해야 한다. 나뭇잎이 누렇게 변했을 때 나무의 건강을 살려 잎을 파릇하게 되돌려야지 누런 잎에 초록색 페인트를 칠하는 것은 아무 의미가 없다.

여기서 제시하는 셀룰라이트 제거 레시피는 셀룰라이트를 예방하는 방법과 치료하는 방법으로 나뉘어 있다. 현명한 사람은 라이프스타일 교정, 식생활 교정, 체형 교정을 통해 셀룰라이트를 예방할 것이다. 또 이미 발생한 셀룰라이트에 대해서는 병원에서 전문가의 제대로 된 치료를 받을 것이다.

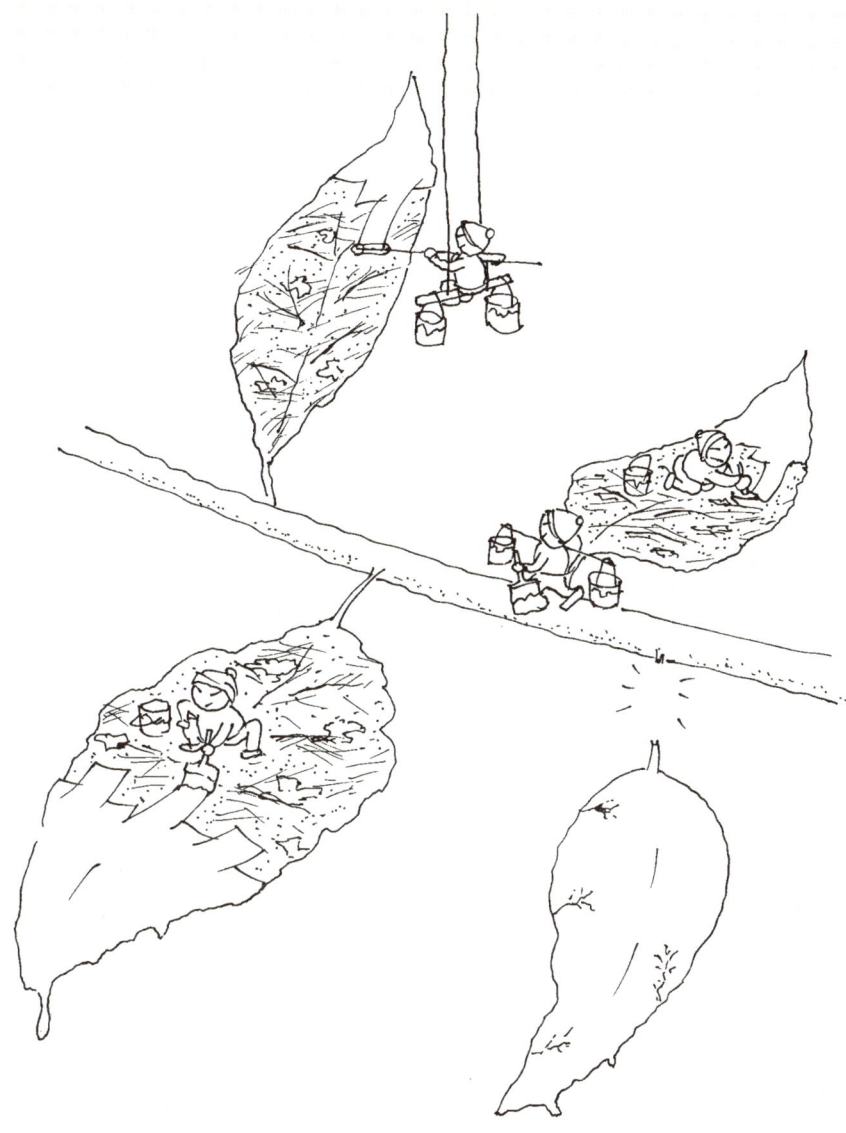

> 누렇게 변한 잎사귀에
> 초록색 페인트를 칠하는 것은
> 아무 의미가 없다.

라이프스타일 보수 공사

셀룰라이트를 지닌 환자의 50퍼센트 이상에서 만성 피로, 스트레스(부신 피로 증후군), 근막통증증후군, 장내 세균총 이상이 동반되므로 셀룰라이트의 첫 번째 치료는 생활 습관의 교정이어야 한다.

셀룰라이트
체크 리스트

살을 보면 인생이 보인다. 살아온 내용과 시간은 살에 차곡차곡 쌓인다. 따라서 살을 아름답게 가꾸기 위해서는 삶의 내용이 아름다워야 한다. 젊었을 때는 신체 자정 기능이 워낙 좋아서 웬만한 것은 몸에 들어와도 다 걸러내지만, 성장이 멈추고 성장호르몬 수치가 떨어지기 시작하는 20대 중반부터 이미 노화가 진행되는 40대가 넘어가면 우리 몸에 노폐물이 급격히 쌓이고 있음을 느끼게 된다. 셀룰라이트를 지닌 환자의 50퍼센트 이상에서 만성 피로, 스트레스(부신 피로 증후군), 근막통증증후군, 장내 세균총 이상이 동반되므로 셀룰라이트의 첫 번째 치료는 생활 습관의 교정이어야 한다. 당신의 생활 환경과 생활 습관은 과연 셀룰라이트를 발생시키고 있을까.

먼저 얼마나 '셀룰라이트를 위한' 삶을 영위하고 있는지 체크한다. 체크 항목이 많을수록 셀룰라이트 지수가 높은 것이다.

01 대도시에 살고 있다.
02 공항 근처에 살고 있다.
03 밤에 형광등을 켜 놓고 잔다.
04 직업상 컴퓨터를 장시간 사용한다.
05 매일 밤 두 시간 이상 컴퓨터를 사용한다.
06 스마트폰을 늘 옆에 두고 있다. 없으면 불안하다.
07 TV를 켜놓고 잠을 자거나 침실에 TV가 있다.
08 자정이 넘어서 잠이 든다.
09 침실에 컴퓨터가 있다.
10 새로 나온 화학제품이나 가전제품을 써 보는 게 취미다.
11 염색이나 탈색, 파마를 6개월에 1회 이상 한다.
12 수영장에서 정기적으로 수영을 한다.
13 합성섬유로 된 옷을 즐겨 입는다.
14 천연 섬유가 아닌 옷을 실내복이나 잠옷으로 사용한다.
15 집이나 사무실에 카펫이 깔려 있다.
16 흡연하거나 간접흡연에 노출되어 있다.
17 호르몬 요법 중이거나 피임약을 사용한다.

18 탈취제를 정기적으로 사용한다.
19 제초제를 사용한다.
20 플라스틱 식기를 사용한다.
21 세제를 사용해 뚝배기나 질그릇을 씻는다.
22 비유기농 커피를 마신다.
23 부엌에 화학조미료가 있다.
24 물 대신 주스나 콜라 같은 청량음료를 마신다.
25 아침이나 일과 중에 과일즙, 과일채소즙 또는 스무디를 마시는 습관이 있다.
    (양파즙, 당근 주스 등 포함)
26 가공식품이나 패스트푸드를 자주 먹는다.
27 하루에 한 끼 또는 두 끼 이상 외식을 한다.
28 유기농이 아닌 야채나 과일, 육류를 즐긴다.
29 아침마다 빵을 먹는다.
30 인스턴트 라면을 즐긴다.
31 많은 양의 국수나 파스타를 한꺼번에 먹거나 자주 먹는다.
32 하루 한 끼 이상 찌개류를 먹는다.
33 정기적으로 술을 마신다.
34 주 3회 이상 생선을 먹는다.
35 생선을 안 먹는다.
36 코르셋이나 보정 속옷을 자주 착용한다.
37 브래지어를 집에서도 착용한다.

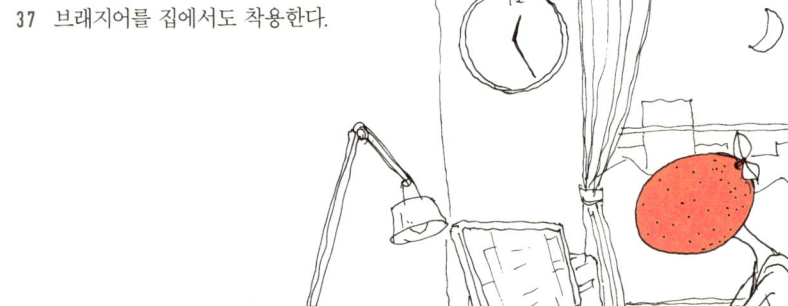

다음은 셀룰라이트 외에도, 만성 피로 같은 대사적 문제나 근막 염증, 장내 세균총 이상 등의 셀룰라이트 증후군을 반영하는 증상의 항목들이다. 이런 증상을 많이 갖고 있는 사람이라면, 앞의 셀룰라이트 지수에서 체크한 항목이 시정되고 있는지 유심히 봐야 할 것이다.

01 주중에는 하루 종일 소변을 잘 못 보다가 휴일에 소변을 자주 본다.
02 일어날 때나 하루 종일 피곤함, 무기력감, 졸림을 느낀다.
03 집중하기 어렵거나 머리가 멍하다.
04 잠을 쉽게 못 이루거나 잠자리에서 일어나기 힘들다.
05 손톱이 약해서 잘 부러진다.
06 다크 서클이 생긴다.
07 입 냄새가 느껴진다.
08 냄새에 민감하다.
09 갑자기 우울하거나 명랑해지는 등 감정 기복이 심하다.
10 갑자기 화를 버럭 낸다.
11 달거나, 짜거나, 맵거나, 자극적인 음식이 당긴다.
12 같은 강도의 일을 하는데 예전보다 스트레스를 많이 받는다.
13 스트레스를 받는 빈도가 늘고 쉽게 불안해진다.
14 변비가 있다.
15 하루 한 번 변을 보지 못하는 경우가 많다.
16 변비가 없다고 생각되지만 예전보다 변 굵기가 가늘어졌다.
17 배에 가스가 자주 찬다.
18 복부를 눌러보면 불편감 말고도 아픈 곳이 여러 군데다.
19 늘 복부가 더부룩하다.
20 고질적인 근육통 등의 통증이 있다.
21 주변 사람들보다 코 막힘이나 재채기를 많이 하는 편이다.
22 피부 묘기증이 있다.
23 여드름형 발진이나 만성 습진이 있다.

해당 사항이 많은 사람은 이미 셀룰라이트를 지니고 있거나 조만간 셀룰라이트를 갖게 될 확률이 높다. 그렇다면 바람직한 라이프스타일 방식은 어떤 것일까? 다음 항목을 보고 라이프스타일을 개조해 보자.

바탕 미인의
라이프스타일

01 항산화 성분이 들어 있는 음식 재료를 쓰려고 노력한다.
02 음식 재료가 눈에 보이는 요리를 선호한다.
03 백미를 먹지 않는다.
04 현미와 잡곡을 즐긴다.
05 밀가루 음식을 먹지 않는다.
06 알칼리성 식품과 산성 식품을 구분할 줄 안다.
07 식품 첨가물이 무엇인지 알고 있다.
08 집 부엌에 화학조미료가 없다.
09 일주일에 두 번 정도 생선을 먹는다.
10 일주일에 두 번 정도 살코기를 먹는다.
11 탄수화물 음식을 열 가지 이상 댈 수 있다.
12 단백질 음식을 열 가지 이상 댈 수 있다.
13 무염, 굽지 않은 견과류를 매일 먹는다.
14 저녁 8시 이후에는 먹지 않으려고 노력한다.
15 당분이 들어간 액체 유제품이 무엇인지 알고 있다.
16 과일즙이나 당근즙, 양파즙을 습관적으로 복용하지 않는다.
17 과일을 껍질째 먹는다.
18 과일은 한 개 이상 먹지 않는다.
19 당지수가 높은 식품을 먹을 때는 단백질이나 채소류와 같이 먹는다.
20 유기농 음식을 먹는다.
21 신선한 식재료를 사용하려고 노력한다.
22 정제 탄수화물을 먹지 않는다.
23 탄수화물 음식은 가급적 오전에 섭취하되 오후 3시까지만 먹는다.
24 침실에 TV를 두지 않는다.
25 가급적 형광등을 켜지 않는다.
26 매일 일광욕을 하려고 노력한다.

27 집에서라도 유기농 면제품을 입는다.
28 집에 플라스틱 식기가 없다.
29 유리 그릇이나 스테인리스 그릇을 선호한다.
30 일회용 식기나 일회용 수저를 사용하지 않는다.
31 유산균과 비타민 D를 매일 먹는다.
32 물이나 레몬수를 마신다.
33 플라스틱 병에 든 생수를 마시지 않는다.
34 종이컵에 든 뜨거운 커피를 마시지 않는다.
35 본인 보온병이나 물병을 가지고 다닌다.
36 운동화를 다섯 켤레 이상 가지고 있다.
37 좋은 산책로를 알고 있다.
38 흡연하지 않는다.
39 색깔이 들어 있지 않은 천연 재료의 침구류를 선호한다.
40 부엌에 밀가루 세제 통이 있다.
41 매일 명상을 한다.
42 단 음식을 싫어한다(피하는 것이 아니라).
43 짠 음식을 싫어한다(피하는 것이 아니라).
44 화학조미료나 식품 첨가물이 들어간 음식을 싫어한다(피하는 것이 아니라).
45 패스트푸드(피자, 햄버거, 프라이드 치킨)로 끼니를 때우는 걸 싫어한다(피하는 것이 아니라).
46 유리병에 든 생수를 마시는 데 기꺼이 비용을 지불한다.
47 인스턴트 라면을 먹으면 그 다음 날 설사를 하거나 배탈이 난다.
48 부엌에 꿀이 있다.
49 부엌에 천연 소금이 있고, 밀봉을 하여 보관 중이다.
50 설탕 절임이나 젓갈류를 즐기지 않는다.

안티셀룰라이트 다이어트

안티셀룰라이트 다이어트란 바탕질에 독성 물질이나 노폐물이 쌓이지 않게 하기 위해 장 누수나 장내 세균총 이상을 유발시키는 음식은 피하는 것이다. 장기능에 효과적이거나 바탕질을 정화·해독시키는 데 효과적인 항산화 성분이 풍부한 음식을 섭취하고, 정제 탄수화물 섭취를 줄이며, 분자 다이어트의 개념까지 포함하는 것을 목표로 한다. 안티셀룰라이트 다이어트는 바탕질을 깨끗하게 만드는 다이어트이며, 항노화 다이어트이자 다리가 예뻐지는 다이어트라 할 수 있다.

안티셀룰라이트 다이어트는 크게 네 가지 포인트로 나누어서 생각할 수 있다.

01 설탕을 먹지 말 것.
셀룰라이트는 설탕을 먹고 자라는 덩어리살이다.
02 단백질 위주로 먹을 것.
바탕질, 결합 조직, 근육 조직이 튼튼해지도록.
03 장 속의 유산균을 잘 보호할 것.
바탕질에 독소가 쏟아져 들어오지 못하도록 창문 닫기.
04 물을 많이 마시고, 항산화 성분이 풍부한 채소를 많이 먹을 것.
바탕질을 청소하는 지름길.

안티셀룰라이트 다이어트란 바탕질에 독성 물질이나 노폐물이 쌓이지 않게 하기 위해 장 누수나 장내 세균총 이상을 유발시키는 음식은 피하는 것이다. 장 기능에 효과적이거나 바탕질을 정화·해독시키는 데 효과적인 항산화 성분이 풍부한 음식을 섭취하고, 정제 탄수화물 섭취를 줄이며, 분자 다이어트의 개념까지 포함하는 것을 목표로 한다. 안티셀룰라이트 다이어트는 바탕질을 깨끗하게 만드는 다이어트이며, 항노화 다이어트이자 다리가 예뻐지는 다이어트라 할 수 있다. 또한 단백질 섭취를 충분히 하여 지지 결합 조직을 튼튼히 하고, 근육 조직이 잘 만들어질 수 있도록 함으로써 바탕질이 망가져 붓는 것을 막는 것이다. 구체적인 실천 방법은 다음과 같다.

01 하루 총 열량섭취는 1,500킬로칼로리 이하로 한다.
탄수화물 양이 핵심이기는 하지만, 하루에 섭취하는 총 에너지량은 약 1,500킬로칼로리를 넘지 않도록 한다. 특히 탄수화물에 의한 에너지 비율은 전체의 50~40퍼센트 미만이 되어야 한다.
02 탄수화물 섭취는 일정량만, 하루 520~600킬로칼로리를 지켜야 한다.
하루 탄수화물 섭취량은 130~150그램이어야 한다(130그램 미만도, 150그램 이상도 안 된다. 너무 적은 탄수화물은 근육의 손실을 유발하고, 너무 많은 양은 체지방 축적을 야기한다). 즉 하루에 탄수화물로 섭취해야 할 에너지량은 520~600킬로칼로리를 지켜야 한다.
밥 1공기 ; 300~350킬로칼로리, 고구마 큰 것 1개(보통은 200그램이지만 식이섬유소와 수분이 포함되므로) ; 260킬로칼로리 정도.

03 탄수화물은 아침부터 오후 3시까지만 먹는다.
   탄수화물로 된 음식은 아침에, 안 되면 하루 중 초반부에, 정 안되면 적어도 오후 3시 이전까지만 먹는다. 저녁 때는 탄수화물 섭취를 엄격히 제한해야 한다. 꼭 먹어야 한다면 섬유질이 풍부한 통곡물을 골라야 한다.

04 오후 3시 이후에는 주로 단백질 음식을 먹는다.
   늦은 오후 이후에는 에너지원으로 단백질을 주로 섭취하도록 한다. 아침과 이른 오후에는 대사의 이화작용(화학적 에너지와 열의 생산)이 우세하므로, 적정량의 탄수화물 섭취가 필요하며, 늦은 오후와 밤에는 세포 대사의 동화작용(단백질과 호르몬 합성)이 우세하므로 단백질이 필요하다.

05 밤에는 먹지 말 것. 특히 8시 이후에는 절대 피한다.
   지방과 당분 흡수와 장내 세균총 이상을 조장하는 야간 과인슐린 혈증을 피하기 위해서다. 과인슐린 혈증은 에스트로겐과 더불어 지방을 생성하고 조직에 수분을 저류시켜서 지방부종형 셀룰라이트를 야기한다. 따라서 밤에 먹는 사람은 돌이킬 수 없는 셀룰라이트의 길을 걷게 된다. 얼굴과 복부가 늘 부어 있고, 감량하기 어려운 셀룰라이트로 인한 체중 증가의 성향을 갖게 된다.

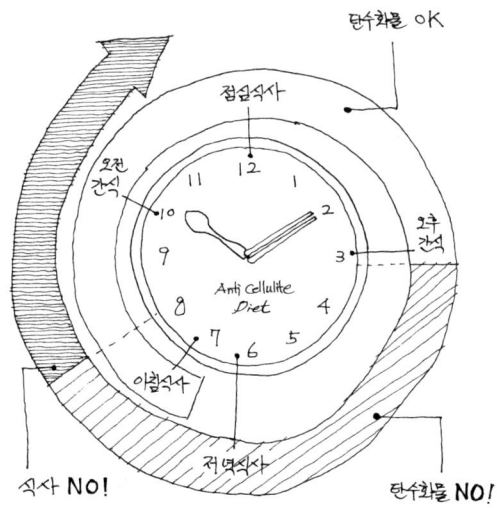

06 정제된 탄수화물은 피한다.

이 당분 덩어리는 식욕 촉진제의 역할을 하면서도 장내 세균총 이상을 일으킨다. 흰쌀밥, 정제 밀가루로 만든 국수, 파스타, 빵이 해당된다.

07 탄수화물 섭취시 단백질이나 채소 등을 곁들여 먹는다.

예를 들면, 아침에 고구마를 먹는다면 고구마 두 개보다 차라리 고구마 한 개에 저지방 우유나 올리브 오일을 뿌린 샐러드를 곁들인다. 한식을 먹을 때, 밥 자체보다는 짜거나 달지 않은 각종 반찬을 더 많이 골고루 먹는다든지, 국에서 건더기를 건져 먹는다든지 하는 게 요령이다. 밥 종류도 흰쌀밥보다는 잡곡이나 콩이 들어간 밥을 선택하는 것이 낫다.

08 탄수화물로는 현미를 편애하라.

현미는 완벽한 통곡물이며, 비타민 B군이 풍부하고 섬유질이 많아 해독에도 도움이 된다. 현미밥 한 공기는 334킬로칼로리 정도이며, 탄수화물 비율이 86퍼센트라 탄수화물 287킬로칼로리에 해당되므로, 탄수화물을 현미로만 주로 섭취한다고 하면 하루에 현미 두 공기를 나누어 먹되 가급적 오전 중에, 적어도 오후 3시 이전에 먹는 게 바람직하다(다른 음식물에도 탄수화물이 섞여 있으니 실제로는 하루에 두 공기보다 적게 먹어야 한다).

09 글루텐 알러지가 있는지 확인하라.

글루텐 알러지와 장 누수 증후군을 함께 가진 것으로 의심된다면, 통밀을 포함, 밀이나 글루텐 식품을 피해야 한다.

10 생선은 한류성 어류로 일주일에 두 번만 먹는다.

단백질 공급원으로 생선을 일주일에 두 번 이상 먹지 않되, 신선한 것 또는 물을 넣어 포장한 한류성 어류를 가급적 구워(튀김이나 조림이 아닌) 먹는다. 한류성 어류로는 송어, 연어, 넙치, 참치, 고등어, 정어리, 훈제 청어가 있다.

11 콩류(땅콩 제외)도 주의해야 한다.

강낭콩, 검정콩, 리마콩, 그 밖에 녹말이 든 콩에는 단백질과 섬유질 등 건강에 유익한 성분이 있다. 하지만 과도하게 섭취하면 탄수화물 부담이 가중된다. 콩 한 컵에는 대개 30~50그램의 탄수화물이 들어 있다. 혈당에 상당한 타격을 입히기에 충분한 양이다.

12 두부도 조심해야 한다.

대두로 만든 두부와 대두의 발효식품인 된장, 청국장, 낫또를 권장하는 추세지만, 우리나라 사람은 특히, 두부를 다이어트 식품으로 생각하고 너무 많이 섭취하기도 한다. 대두는 가공식품의 원료로 밀만큼 많이 사용되는데, 여러 유전자 조작의 대상이기도 해 이를 원료로 만드는 두부나 두유의 섭취량을 제한하는 것이 바람직하다. 게다가 두부나 두유는 단백질보다 탄수화물 함량이 훨씬 높다. 된장, 청국장은 영양 면에서 우수하나, 찌개나 국으로 끓여서 짭짤하게 먹는 경우가 많아, 이로 인해 식사량이 늘면서 체중 증가로 이어질 수도 있어 주의해야 한다.

13 요거트에는 유산균이 거의 없다.

장 건강에 좋다고 아침마다 먹는 떠먹는 요거트와 마시는 요거트, 모두 금지해야 한다. 붕어빵에 붕어가 없듯이 요거트에는 유산균이 거의 없다. 오히려 당분을 첨가한 제품이 많아 장내 유산균에는 오히려 안 좋다.

14 훌륭한 단백질과 칼슘 공급원으로서 요거트를 먹어라.

요거트는 시럽이나 과일 첨가물을 넣지 않은 플레인 유형으로 고른다. 설탕에 절인 과일이 들어가 있는 요거트를 먹느니, 생과일에 플레인 요거트를 뿌려 먹는 게 현명하다. 아가베 시럽 등 과당(액상 과당이 아닌)을 넣은 요거트를 플레인으로 표기하기도 하는데, 액상 과당을 넣은 것보다는 낫지만 엄밀하게는 플레인 요거트가 아니다.

15 달걀은 유기농 또는 방목한 것을 택한다.

조금 비싸지만 내 몸에 들어가는 것에 돈을 아끼지 마라. 단백질 공급원으로 달걀 개수를 제한하면 안 된다. 식욕은 일종의 신호여서 우리는 몸이 먹으라는 음식을 섭취해야 한다. 일단 부자연스러운 식욕 촉진제를 제거하면 몸이 무엇을 원하는지 알게 될 것이다.

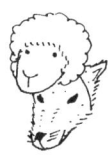

유제품의 탈을 쓴 탄수화물 식품들
- 떠먹는 탄수화물, 마시는 탄수화물 -

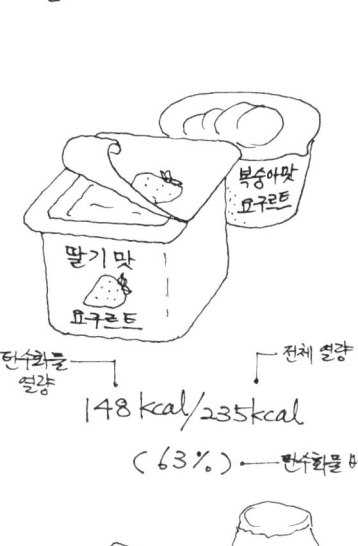

탄수화물 열량 — 전체 열량

148 kcal / 235 kcal
(63%) — 탄수화물 비율

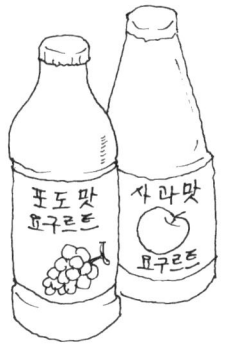

112 kcal / 134 kcal
(84%)

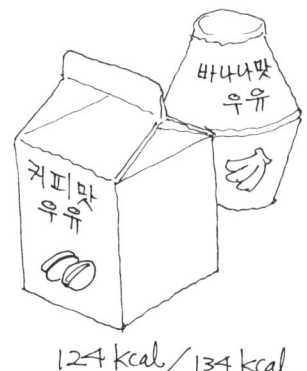

124 kcal / 134 kcal
(92%)

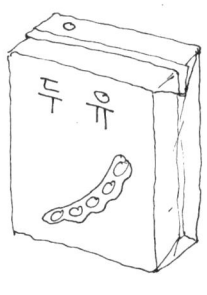

48 kcal / 120 kcal
(40%)

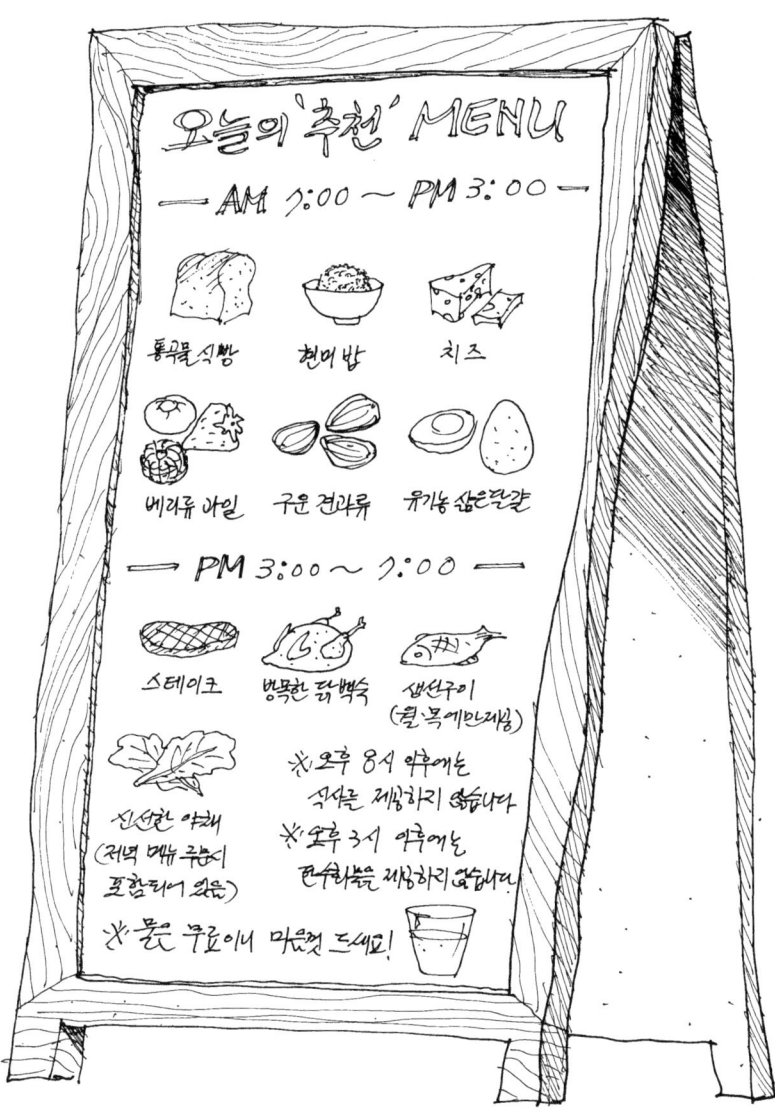

16 공장화된 축산 농장의 육가공품은 피한다.
공장화된 축산 농장에서 기른 육류, 통조림 고기, 햄 종류는 먹지 않는다.

17 육류를 먹는다.
채식주의자라는 이름은 자랑거리가 못 된다. 탄수화물 중독을 막으려면 평소에 균형 잡힌 식사를 해야 한다.
목초를 먹여 키운 고기(오메가-3 지방산이 많고 항생제와 성장 호르몬에 덜 찌들었을 가능성이 있다), 또는 끔직한 환경의 공장식 축사 같은 곳에서 키우지 않은 고기를 구입하는데 하루 섭취량은 쇠고기의 경우 50그램 정도여야 한다. 튀긴 고기는 안 된다.

18 육류 섭취시 육류의 4배만큼 채소를 함께 섭취한다.
단백질 공급원으로서의 동물성 음식은 결합 조직과 근육을 생성하는 데 필수적이다. 특히, 만성 근막 통증이 있거나 힘줄 등의 근육 조직이 약한 경우에는 충분히 단백질을 섭취해야 한다. 하지만 동물성 음식은 산성을 지니고 있어 결합 조직을 손상시키고 단백질 변성을 일으켜 셀룰라이트를 악화시킬 수 있으므로 채소를 함께 먹어야 한다.

19 채소를 가능한 익히지 않고 섭취한다.
미네랄과 기타 영양소는 조직이 지나치게 산성화되는 것을 막아준다. 세포 내 미토콘드리아에서 생산되는 산소와 질소의 프리 라디칼(free radical)의 공격적인 변성을 막아 주는 항산화 청소부 역할을 한다.

20 적절한 간식으로 혈당을 적정하게 유지한다.
혈당을 120mg/dl 미만으로 늘 유지하고, 인슐린 분비를 제한하기 위해 끼니 사이에 간식을 먹도록 한다. 즉 세 시간 간격으로 하루에 식사와 간식을 다섯 차례 먹는다(아침, 간식, 점심, 간식, 저녁). 간식으로는 약간의 과일(가급적 베리류), 유제품, 굽지 않은 견과류, 레몬수 등을 섭취한다.

21 날 견과류를 먹는다.
견과류는 소금간이 되어 있지 않은 날것이나 구운 것을 먹는다.
날 아몬드, 호두, 피스타치오, 헤이즐넛, 캐슈너트는 훌륭한 식품이다. 하지만 견과류가 날것임을 감안하면 지나치게 많이 먹지는 말아야 한다. 사실 날것은 양껏 먹으려 해 봤자 실제로는 많이 먹을 수 없다(경화 면화씨유나 대두유로 볶지 않은 혹은 '꿀에 볶지' 않은 날 견과류는 맛이 없다). 땅콩은 견과류가 아닌 콩류여서 삶거나 기름 없이 볶아야 한다. 견과류는 포만감을 주고 섬유질, 단일 불포화유, 단백질이 풍부하다. 호두는 칼로리가 비교적 높아 주의해야 한다. 구운 아몬드나 생 아몬드가 무난하고 적당하다.

22 과일은 씹어서 약간만 먹는다.
채소는 무제한 먹어도 좋지만 과일은 적당량만 섭취해야 한다. 한 번에 섭취하는 양은 블루베리의 경우 8~10개, 딸기는 2개, 사과나 오렌지는 몇 조각 정도여야 한다. 이를 넘으면 혈당이 지나치게 높아진다. 베리류(블루베리, 블랙베리, 딸기, 크렌베리, 체리)는 영양이 좋으면서도 당분이 적어 가장 추천할 만하다(생과일도 좋고, 냉동도 좋다). 하지만 바나나, 파인애플, 망고, 파파야는 당분 함량이 높아 제한적으로 섭취해야 한다.
'천연' 과일 주스라 해도 그다지 좋지는 않다. 플라보노이드, 비타민 C 등 유익한 성분도 들어 있지만 당 함유량도 높아 110그램(종이컵 한 잔)을 넘으면 혈당 수치를 높인다. 과일이 들어간 주스나 스무디를 먹을 때에는 채소와 같이 갈아서 오전 간식과 오후 간식으로 반 컵 미만으로 먹는다.

23 말린 과일을 먹지 않는다.
수분이 날아간 식품은 셀룰라이트를 더 악화시킬 수 있다. 그중 말린 과일은 당분이 높아진 형태로 흡수된다. 신선한 과일을 구할 수 없다면 차라리 냉동 과일을 선택한다.

24 즙이나 액체를 마시지 않는다.
특수한 다이어트 기간을 제외하고는 스무디를 포함해서 액체 음식은 절대로 먹지 않는다. 갈아 먹는 음식은 포만감이 덜 해 한꺼번에 많이 먹을 수 있다. 단, 씹어 먹어야 위장 운동에도 도움이 된다. 같은 양이어도 당분(탄수화물)을 포함한 과일이나 채소, 곡물을 갈아 먹게 되면 칼로리가 같더라도 고형 형태 때보다 당지수가 몇 배씩 올라가고, 인슐린 분비로 인해 셀룰라이트도 악화된다. 예를 들어 생당근의 당지수는 16인데 반해, 당근즙의 당지수는 60이다.
(각 음식의 당지수를 확인하고 싶다면 www.glycemicindex.com에서 검색해 본다.)

25 음료는 무조건 물을 마시는 게 좋다.

'100퍼센트 과즙'은 종이컵 한 개 분량으로 조금 즐겨도 괜찮지만 과일 주스나 청량음료는 매우 나쁘다. 물이 너무 밋밋하다면 알칼리성의 레몬수를 권한다. 레몬을 라임으로 대체해도 상관없다. 차와 커피, 식품 추출물은 즐겨도 괜찮다. 알코올 음료로는 플라보노이드, 안토시아닌 레스베라트롤이 풍부한 레드 와인이 단연 좋다. 반면 맥주는 밀로 양조한 음료이므로 최소화해야 한다. 맥주는, 특히 진한 에일과 흑맥주는 탄수화물 함량이 매우 높다.

26 물을 하루에 열 잔 이상 마신다.

미네랄 워터는 pH 6 이상, 염도 300mg/L 이상을 선택한다. 몸에서 종종 나타나는 수분 정체는, 지나친 체지방과 짠 음식 때문에 생기는 세포외 수분의 증가를 나타낼 뿐이다. 여기서 말하는 물에는 커피, 차, 술, 과즙, 그 밖의 음료수는 포함되지 않는다. 체중을 줄이고자 한다면 열 잔보다 많이 마시는 것이 좋다. 탈수 상태가 되면 몸이 제대로 작동되지 않는다. 독소가 잘 제거되지도 않고, 산소와 영양소가 몸에 잘 공급될 수 없기 때문이다.

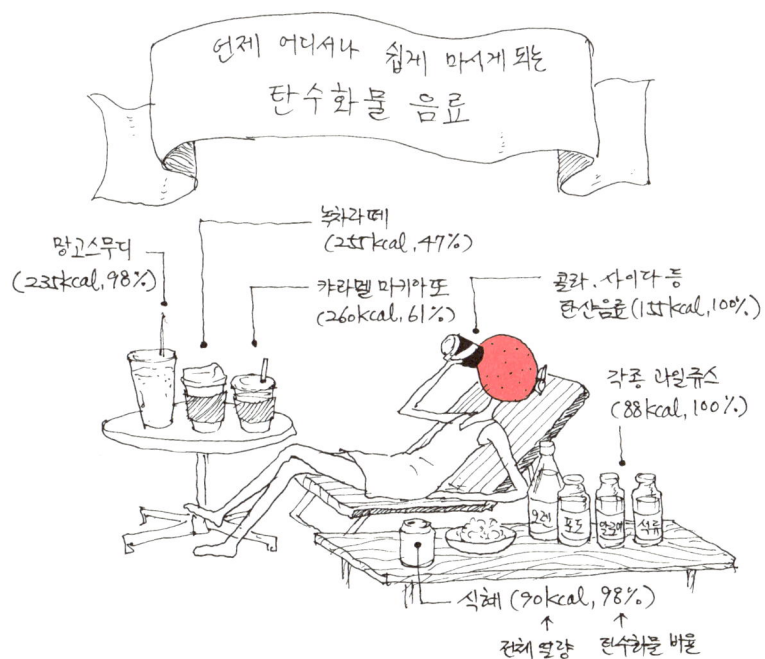

한 번만 먹어도 위험적인 탄수화물 폭탄들

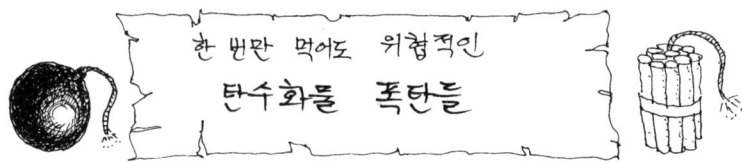

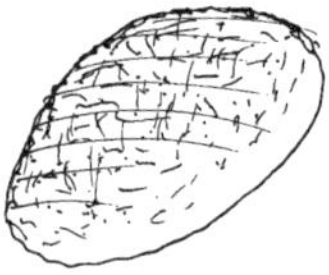

모카빵
464 kcal / 647 kcal
↑ ↑
탄수화물 열량 전체열량

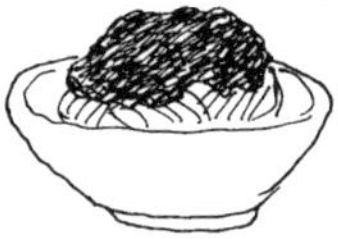

자잔면
526 kcal / 864 kcal

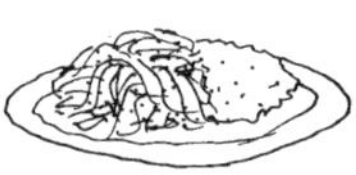

잡채밥
744 kcal / 1188 kcal

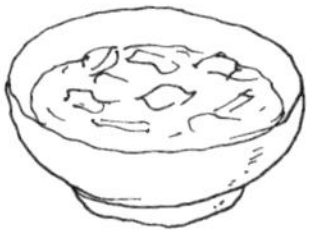

수제비
564 kcal / 692 kcal

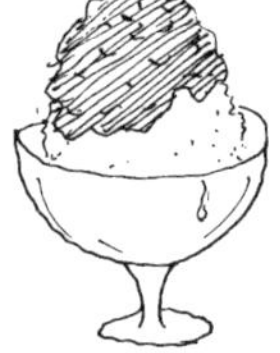

팥빙수
360 kcal / 410 kcal

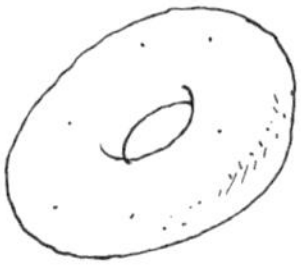

베이글
320 kcal / 320 kcal

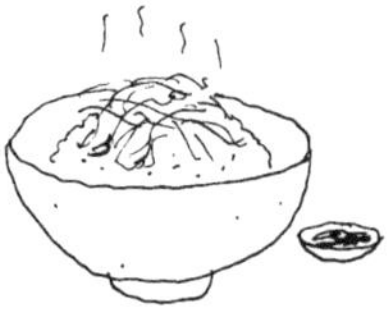

콩나물밥
560 kcal / 744 kcal

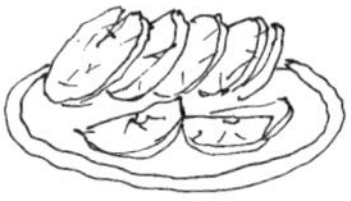

단무지
116 kcal / 120 kcal

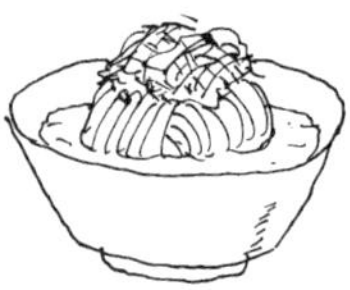

김치말이국수
720 kcal / 960 kcal

27 소금, 화학조미료는 탄수화물 식욕 촉진제이다.
짭짤한 젓갈을 한 젓가락 먹기 위해 숟가락에 가득 담은 쌀밥을 떠올려 본다.

28 소금 섭취를 제한하기 위해 국물을 피한다.
소금이 당분보다는 셀룰라이트에 덜 해롭다고는 하지만, 나트륨으로 조직이 오염될 수 있다. 짠 음식은 탄수화물 섭취를 더 조장할 수 있다.

29 화학조미료나 식품 첨가물을 넣지 않는다.
양념으로 식초를 비롯해 모든 허브와 향신료를 사용할 수 있다. 소금은 천일염을 사용한다.

30 샐러드에 뿌리는 정체를 알 수 없는 드레싱 소스를 조심한다.
차라리 양질의 올리브 오일을 듬뿍 뿌린다. 휴대용 올리브 오일을 지참하는 것도 괜찮은 생각이다.

31 오후 3시 이후에 반드시 피해야 할 음식을 알아둔다.
'빵, 파스타, 비스킷, 케이크, 감자, 당근, 사탕, 당분이 들어간 탄산음료' 등이다. 당근은 채소이기는 하지만 탄수화물 비중이 다소 높아서 탄수화물 식품으로 분류한다. 특히 당근 주스는 혈당 지수가 당근보다 훨씬 높아 채소즙으로서의 의미가 없다.

32 몸 상태에 따라 피해야 하는 것들을 알아둔다.
몸의 정화 기능이 많이 떨어져 있을 때에는 잠재적인 독성반응 유발물질도 피한다. 옥수수, 곡류, 대두, 가지 채소(감자, 토마토, 피망, 가지), 알코올, 카페인, 가공설탕 등.

33 튀김옷을 입힌 김이 모락모락 나는 치킨은 최악이다.
튀긴 치킨은 단백질 음식이 아니라 '탄수화물의 지존'으로 간주된다. 칼로리가 문제가 아니다. 한 입도 용서할 수 없다. 밀가루를 입혀 튀기는, 탄수화물과 지방의 하모니는 가히 폭발적이다. 거기다가 염분까지. 차라리 지방은 지방으로만 섭취한다.

34 배달 피자는 탄수화물 덩어리이다.
배달 피자를 한 조각 먹는 순간, 하루의 탄수화물 섭취량을 초과할 수 있다. 게다가 정제 탄수화물이다. 꼭 먹고 싶으면 점심에 한 조각만 먹는다.

35 떡볶이를 피한다.

매운 맛 뒤에 숨겨진 엄청난 당분과 떡을 생각하면 도저히 먹어서는 안 된다. 매운 떡볶이를 식혔을 때, 찐득하게 굳어 있는 것은 그냥 설탕 덩어리다. 다리를 땡땡 붓게 하는 주범이다.

36 매콤달콤한 음식은 탄수화물, 결국 당분이다.

매운 것은 달콤한 맛이기 때문이다. 매콤달콤한 맛을 내기 위해서는 설탕이 듬뿍 들어가줘야 한다.

37 너무 짜거나 단 김치는 조심한다.

김치는 유산균 공급원으로서는 훌륭하지만 너무 달거나 맵고 짠 것을 피해야 한다. 맵고 짠 김치가 나은지, 맵고 달달한 김치가 나은지 미지수지만, 차라리 짠 김치가 나을 수도 있다. 하지만 결국 둘 다 아니다. 둘 다 밥도둑이기 때문이다.

바탕 미인의 다이어트 핵심은 결국 탄수화물을 줄이고 단백질 등 기타 음식물 비중을 늘여서 균형 잡힌 식단으로 먹는 것이다. 사실 세상천지가 탄수화물 음식이기 때문에 어차피 안 먹고는 배길 수가 없다. 그러나 단백질이나 섬유질인 척하는 음식이 사실은 탄수화물 범벅이라는 건 얼마나 알고 있을까? 바나나맛 우유는 단백질과 지방은 합해 11그램인데, 탄수화물은 31그램이나 된다. 무늬만 우유인 것이다. 심지어 진짜 우유 한 잔에도 탄수화물이 무려 15그램이 들어 있는데, 이에 비해 단백질과 지방은 합해서 10그램에 불과하다. 채소류에도 기본적으로 탄수화물이 포함되어 있다. 당근은 영양가 비중으로만 보았을 때에는 채소보다 곡물이나 과일에 가까울 정도로 탄수화물 비중이 높다.

이것저것 따져 보았을 때, 하루에 탄수화물 520~600그램을 지키려면, 현미밥 두 공기도 위험하다. 소스가 듬뿍 뿌려진 음식이나 가공식품을 먹게 된다면 하루 적정량의 탄수화물을 훌쩍 넘기 쉽다는 것을 명심해야 한다.

몸의 황금 각도 찾기

정면보다 측면에서 몸을 바라보았을 때 변형이 심한 경우가 더 많다. 올바른 자세란 어떤 것일까? 거울을 정면에서 바라본 자세에서 좌향좌나 우향우를 하여 자연스럽게 선 후 고개만 돌려 몸의 측면을 살펴보았을 때 귀, 어깨의 중앙부, 골반의 중앙, 무릎의 중앙부, 복숭아 뼈가 수직각을 0도 기준으로 일렬 정렬해야 올바른 자세다.

셀룰라이트의 원인인 바탕질의 변성은 근막의 염증에서 비롯되는 경우가 많다. 근막염의 염증은 잘못된 자세가 원인인 경우가 대부분이다. 잘못된 자세를 바로잡아 몸의 '황금 각도'를 유지한다면 근막 염증으로 인한 셀룰라이트를 예방할 수 있다. 인체에 '황금 비율'이 있듯이 우리 몸에는 '황금 각도'가 있다. 가장 이상적인 자세일 때 뼈들이 이루는 각도를 말한다. 지금 등을 구부리고 한손으로 턱을 괴고 앉아 있거나 엎드려서 이 책을 보고 있다면 당신은 이 황금 각도를 잃어버린 채 몸 구석구석에서부터 셀룰라이트를 야금야금 만들고 있는 것이다.

황금 각도는 거의 '0도'에 가깝다

우선 거울을 정면으로 보며 자연스럽게 서 있을 때 양 어깨와 골반(양손을 모델이 골반에 손을 얹는 것처럼 하고)이 수평인지 확인한다. 수평각이 0도가 아닌 경우 자세가 불균형한 것이다. 또 척추가 수직으로 일직선인지 확인했을 때 몸이 나비모양의 데칼코마니처럼 좌우대칭이어야 척추가 비틀지지 않은 것이다. 변형이 미세한 경우 육안으로는 잘 모를 수 있다. 하지만 사진을 촬영해서 보면 약간의 기울어짐도 쉽게 확인할 수 있다.

정면보다 측면에서 바라보았을 때 변형이 심한 경우가 더 많다. 거울을 정면에서 바라본 자세에서 좌향좌나 우향우를 하여 자연스럽게 선 후 고개만 돌려 몸의 측면을 살펴보았을 때 귀, 어깨의 중앙부, 골반의 중앙, 무릎의 중앙부, 복숭아뼈가 수직각을 0도 기준으로 일렬 정렬해야 올바른 자세다. 이 수직선상에서 위 여섯 개 포인트 중 하나라도 벗어나 있으면 자세의 불균형이 일어난 것이다. 가장 흔한 불균형의 형태인 일자목이나 거북목 자세인 경우 귀와 어깨, 골반이 수직정렬선에서 앞쪽으로 일탈해 있고, 중심을 잡기 위해 등과 허리가 과도하게 굽어져 있거나 펴져 있다.

변형이 있는 경우 의식적으로 올바른 자세를 취해 보면 어딘가 어색하고 불편할 것이다. 아무리 애를 써도 올바른 자세로 서 있지 못하는 경우도 많다. 몸은 이미 잘못된 자세를 정상으로 기억하기 때문이다. 근육은 자세를 잡기 위해 적절한 탄력으로 버틸 수 있어야 하는데 잘못된 자세로 근육의 길이 자체가 짧아지면 각 관절의 위치가 바뀌어 자신도 모르게 잘못된 자세로 되돌아가는 것이다.

자신도 모르게 황금 각도와 멀어지게 만드는 자세나 행동 습관, 그로 인한 체형 뒤틀림의 증상이 얼마나 되는지 체크해 보자.

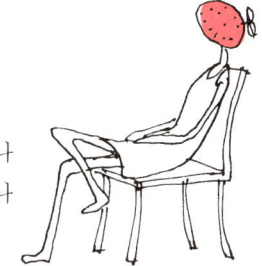

01 다리를 꼬거나 턱을 괴지 않으면 앉아 있을 수 없다.

02 조금이라도 책이나 모니터를 보면 목과 어깨가 아파온다.

03 하품을 하거나 말을 할 때 한쪽 턱에서 소리가 나거나 통증을 느낀다.

04 일할 때 컴퓨터 모니터는 중앙이 아닌 오른쪽이나 왼쪽 그 어딘가에 있다.

05 하루에 같은 자세로 세 시간 이상 서 있는 일을 한다.

06 하루 종일 화장실 가고 밥 먹는 것 이외에는 앉아서 모니터와 씨름하는 직업이다.

07 하루에 두 시간 이상 운전을 하며 하루 이동거리가 100킬로미터 이상이다.

08 자세교정 의자를 사용해도 허리와 골반 통증이 계속된다.

09 몸과 혼연일체가 되어 푹 꺼지는 소파와 침대를 사랑한다. 옆으로 누워 TV 시청을 할 때 가장 행복하다.

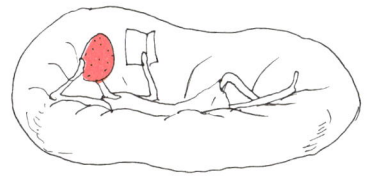

10 의자에 앉을 때는 엉덩이를 앞으로 빼서 거의 누운 상태에서 다리를 벌려야 편하다.

11 다리를 모으고 앉는 것이 불편하다. 다리를 벌리면 발도 꼬아 있을 수 있어 안정감이 생긴다.

12 서 있을 때 어딘가에 기대지 않으면 불안하다.

13 서 있을 때 기대지 않으면 한때 껌 좀 씹었다는 언니, 오빠, 누나, 형들처럼 짝 다리를 해야 안정감을 느낀다.

14 좋다는 라텍스 베개도 불편해 잠이 안 온다.

15 양쪽 눈의 시력 차이가 0.5 이상 차이가 나고, 항상 눈이 침침하다.

16 치마의 지퍼선이 돌아가다 돌아가다 어느새 본래 자리의 반대 위치까지 돌아가 있다.

17 어깨가 앞으로 말려서 몸 안으로 들어갈 것 같은 불안이 있다. 게다가 어깨가 굽어 옷맵시가 나지 않는다.

18 좌우 어깨 위치가 다르고 속옷이나 가방 끈이 한쪽만 내려가 양쪽의 높이를 다르게 조절해야 한다.

19 하루라도 하이힐을 신지 않으면 불안하다. 하이힐을 꼭 신어야 하는 직업군에 속해 있다.

20 하이힐을 신고 사거리 대각선 횡단보도를 전속력으로 달려도 끄떡없다고 생각한다.

21 플랫 슈즈를 힐보다 즐겨 신는다. 땅에 딱 붙어 다니는 아담 사이즈가 좋다.

22 과거에 한쪽 다리만 여러 번 삐어서 고생한 적이 있다.

23 어떤 이유로든 몸에 수술 흔적이 있다.

24 어렸을 때부터 지금까지 일년 이상 집중적으로 운동에 매진한 적이 있다(수영 꿈나무 훈련, 야구 동호회, 테니스 동호회 등).

25 소변을 볼 때 나의 의지와 상관없이 줄기의 방향이 중앙이 아니다.

26 30분 이상 앉아 있으면 한쪽 엉덩이가 아프다. 30분 이상 걸으면 발이나 발목, 무릎, 골반에 무리가 오고 다리가 붓는다.

27 선생님, 피아니스트, 바이올리니스트, 첼리스트, 야구선수, 골프선수, 메이크업아티스트와 같이 특정한 자세를 오래 하게 되는 전문직이다.

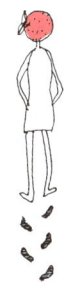

28 팔자걸음, 안짱걸음이지만 내 발에 걸려 넘어지지 않는 이상 고칠 필요는 없다고 생각한다.

29 신발을 고를 때 오로지 디자인만 예쁘면 된다.

30 치마를 입고 사진을 찍으면 허벅지에 힘을 꽉 주거나 다리를 꼬아 결점을 가린다(결점이 무엇이든 항상 맘에 걸린다).

31 청바지를 입으면 유난히 한쪽 다리가 꽉 낀다.

32 바지를 수선할 때 항상 한쪽을 조금 더 줄인다.

33 쇄골 라인이 잘 안 보이거나 좌우 모양이 다르다.

34 걸을 때 몸이 붕 떠 있는 것 같고, 다리가 무거워 오래 걷지 못한다.

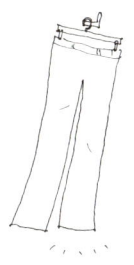

35 걸을 때 상체가 하체를 질질 끌고 가는 것 같다.

36 걸을 때 허벅지가 스치는 느낌이 싫다.

37 걸을 때 쿵쿵거린다는 소리를 듣는다.

38 걸을 때 엉덩이가 저 뒤에서 따라오는 느낌이다.

39 해가 갈수록 두통이 심해진다.

40 해가 갈수록 턱이 앞으로 튀어나오는 것 같다.

41 해가 갈수록 없던 이중턱살이 생긴다.

42 해가 갈수록 어깨가 하늘을 향해 솟아오른다.

43 해가 갈수록 가슴이 처진다.

44 해가 갈수록 운동을 해도 몸무게는 줄지 않고 배만 나온다.

45 해가 갈수록 골반이 커진다.

46 해가 갈수록 다리가 벌어진다.

47 해가 갈수록 발의 굳은살을 칼로 긁어내는 시간이 길어진다.

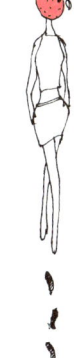

48 해가 갈수록 엄지발가락이 몸 안쪽으로 돌아가는 무지외반증이 심해진다.

49 해가 갈수록 체력이 떨어지고 걷는 것조차 귀찮아진다.

50 통증이 있거나 차갑게 느껴지는 부위가 한 방향으로 일정하다.

51 한쪽 신발만 먼저 닳거나 좌우 신발 모양이 달라진다.

해당되는 항목이 많으면 많을수록 몸은 황금 각도와 멀어져 체형 불균형이 한창 진행 중이라고 보면 된다.

섣부른 자가 교정은 위험하다

수많은 잘못된 다이어트 비법이 있듯이 잘못된 교정 비법도 수없이 많다. 시중에 돌아다니는 날씬한 몸매를 만들어 준다는 비법 중 열 가지를 살펴보자.

01 거북목이 나쁘다고 해서 턱을 당기고 생활한다.

02 말린 어깨를 펴기 위해 가슴을 쭉 편다.

03 헬스장에서 어깨를 펴기 위해 등 근력 운동을 열심히 한다.

04 골반, 어깨를 교정해 준다는 보조 기구를 열심히 사용한다.

05 파워워킹이 좋다고 해서 발뒤꿈치를 땅에 먼저 닿게 하려고 노력한다.

06 골프, 수영으로 살도 빼고 탄탄한 몸매도 가꾼다.

07 쭉 뻗은 곧은 라인을 위해 발레, 요가, 필라테스를 열심히 한다.

08 책이나 인터넷에 나온 스트레칭 동작을 집에서 혼자 열심히 한다.

09 하이힐, 플랫 슈즈보다 운동화가 좋다고 해서 운동화만 신는다.

10 팔자걸음은 안 좋다고 해서 무릎을 스치며 모델같이 걷는다.

한 번쯤 몸매와 자세를 위해 시도해 봤거나 적어도 해야 한다고 생각해 본 리스트일 것이다. 하지만 이러한 행동은 자칫 다음과 같은 결과를 빚어낼 수도 있다.

01 턱을 무리해서 당겼더니 '일자목'이 되고, 목이 두꺼워지는데다 원인 모를 두통이 생겼다.

02 어느 순간부터 가슴이 답답하고 목 뒤가 두꺼워지면서 혹같이 두툼한 무언가가 손에 잡힌다.

03 등은 펴지는 것 같은데 어깨는 더 말리는 것 같다.

04 허리, 골반에 다른 통증이 생기는데, 교정되는 것 같아 참았더니 점점 더 심해졌다.

05 점점 다리가 붓는 것 같고 발목이 두꺼워진다.

06 어느 날 보니 어깨가 더 말린 것 같고 골반은 더 틀어진 것 같다.

07 안 하면 찌뿌드드하고 하고 나면 피곤하다. 자세가 좋아지는 것 같긴 한데 개선되길 원하는 부위는 그대로인 것 같다.

08 늘어나지 말아야 할 부분을 계속 늘려 근육을 손상시키거나 더 심하게 유착시킬 수 있다.

09 바르지 못한 자세로 걷는데 기구만 바꾼다고 걸음걸이가 좋아지진 않는다 (신발의 바깥쪽만 닳는 현상은 하이힐과 운동화 모두 나타난다).

10 모델 워킹은 직업상 만들어진 걸음걸이다. 무릎을 과도하게 스치면서 걸으면 고관절이나 골반의 변형을 가속화시킬 수 있다.

약도 상황에 맞게 복용해야 도움이 되는 것처럼, 내 몸에 맞는 황금 각도를 찾으려면 나의 몸 상태에 맞는 방법을 찾는 게 중요하다. 남이 효과를 보았다고 무조건 따라하는 것은 또 다른 문제만 불러올 수 있다.

황금 각도는 특정 근육이 짧아지거나 약화되어 잃게 되므로 이를 회복하는 운동을 통해 찾아야 한다. 하지만 자신에게 필요한 운동을 혼자 힘으로 찾기는 어렵기 때문에 전문가의 운동처방을 받아 회복해 나가야 한다. 중요한 것은 운동의 종류가 아니라 지도해 주는 사람이 내 몸의 상태를 얼마나 잘 파악하느냐다. 누가 진정한 전문가인지 판별하기 어려울 때는 국가공인 운동처방사(생활체육지도자 1급) 자격을 갖춘 사람을 찾는 것도 방법이다.

운동을 통해 황금 각도를 되찾는다 하더라도 셀룰라이트를 예방하는 것에 불과하다. 이미 진행된 셀룰라이트는 운동을 통해 개선하기는 어렵다. 결국 의사의 치료를 필요로 하는 경우가 많으므로 평소에 관리를 잘해야 한다. 셀룰라이트 치료를 받은 사람도 재발을 막기 위해 몸의 황금 각도를 찾고 라이프스타일을 개선해야 함은 물론이다.

환자임을 인정하기

셀룰라이트를 가진 당사자가 스스로를 '환자'로 인식하는 것이 치료의 전제조건이다. 셀룰라이트를 단순한 미용 시술로 생각해서는 병원에서 제시하는 올바른 치료 과정을 따라가기 어렵다. 비만클리닉을 방문하는 것을 유별난 행동으로 보는 것도 문제다. 본인을 미용시술의 '고객'이 아니라 셀룰라이트라는 병든 살을 가진 '환자'로 인식해야 한다.

'아프고 병든 살'을 가진
환자

라이프스타일과 식습관 교정, 올바른 자세와 걷기를 통해 셀룰라이트를 예방하거나 진행을 막을 수는 있어도 이미 발생한 셀룰라이트는 이 같은 방법으로 없애기는 힘들다. 특히 심하게 진행된 셀룰라이트의 경우, 의사의 도움을 받아야 한다.

사실 셀룰라이트를 가진 당사자가 스스로를 '환자'로 인식하는 것이 치료의 전제조건이다. 셀룰라이트를 단순한 미용 시술로 생각해서는 병원에서 제시하는 올바른 치료 과정을 따라가기 어렵다. 비만클리닉을 방문하는 것을 유별난 행동으로 보는 것도 문제다. 본인을 미용 시술의 '고객'이 아니라 셀룰라이트라는 병든 살을 가진 '환자'로 인식해야 한다. 흔히 비만클리닉이라는 곳에 대해 의사들이나 환자들이 생각하는 것들은 이렇다.

01 젊은 아가씨가 많이 찾을 것이다.
02 날씬한데 지나치게 외모에 신경을 쓰는 사람이 다니는 곳
03 남들에 비해서 식탐이 많은 사람이 다니는 곳
04 건전한 운동으로 살을 못 빼는 사람이 다니는 곳
05 자기 절제가 안 되는 사람이 다니는 곳
06 지방 흡입 수술을 하는 곳
07 살 빼는 약을 처방 받으러 가는 곳
08 남자가 다니면 창피한 곳
09 돈이 남아도는 사람이 가는 곳
10 시간적 여유가 많고 한가한 사람이 다니는 곳

'비만클리닉'이라는 용어 자체에도 문제가 있다. 그렇지만 셀룰라이트(cellulite)라는 용어가 세포(cell)의 염증을 뜻하는 것이 아닌데도 상용화되었듯이 비만클리닉이라는 용어도 그냥 받아들이는 것을 전제로 보았을 때, 실제 비만클리닉(적어도 본원)에 오는 환자는 주로 이런 분들이다.

01 마흔 이상이 환자의 50퍼센트 이상이다.
02 건강을 안 돌보다가 갑자기 몸의 이상을 느껴서 오는 경우가 많다
03 폭식증도 더러 있지만, 대부분 남들보다 하루 칼로리 섭취량이 적다.
04 운동량이나 활동량이 남들보다 월등히 많은 경우가 대부분이다.
05 자기 절제가 지나치게 심한 사람이 많다.
06 지방 흡입까지 시도해보고 내원하는 경우가 50퍼센트 이상이다.
07 약물 처방이 필요한 경우는 20퍼센트 내외이다.
08 남자 환자의 경우 치료 성적이 매우 우수하거나, 매우 불량하다.
09 금전적인 여유와는 상관관계가 없다.
10 시간을 분단위로 쪼개 쓰는 직업을 가졌거나, 치료를 위해 잠시 휴직 상태인 경우가 더러 있다.

현실적으로 이런 차이가 생기는 것은 한 가지 이유 때문이다. 비만클리닉에 오는 환자는 공통적으로 '셀룰라이트'라는 문제점을 갖고 있으며, 이와 관련된 성향과 환경이 조성되어 있는 상태라는 것이다. 그래서 필자는 비만클리닉을 내원하는 사람을 '고객'으로 부르는 것을 거부한다. 그들은 '아프고 병든' 살을 치료하기 위해 내원하는 '환자'이며, 거기에 맞는 해결책을 제시하는 것이 의료진의 의무이다.

EPILOGUE

아름다움을 원한다면 몸의 '바탕'을 치료하라

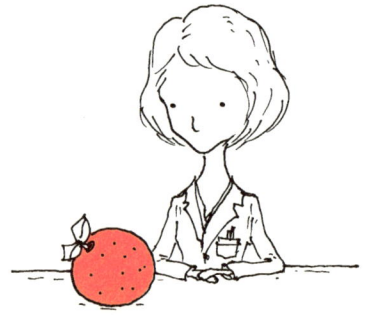

셀룰라이트
치료에 관한
솔직한 이야기

아직까지 셀룰라이트를 완벽하게 제거하는 치료법은 없다. 하지만 만족할 만한 수준으로 개선할 수는 있다. 셀룰라이트의 치료는 발생 원인과 진행 유형이 다양하므로 정확한 진단이 전제되어야 하고, 각 유형별로 적절한 치료 방법을 선택하는 것이 무엇보다 중요하다. 진단과 치료 방법의 선택은 의사의 몫이므로 굳이 이 책의 독자가 알아야 할 것은 아니겠으나, 최근에는 미용을 목적으로 하는 시술이나 수술의 경우 환자가 특정 방법을 집요하게 요구하는 경우도 있고, 셀룰라이트 치료를 미용 시술로 오인하는 경우가 있어, 치료법에 대한 몇 가지 이야기를 하고자 한다.

셀룰라이트 치료에서 가장 흔히 범하는 오류는 바탕질의 변성으로 발생된 셀룰라이트의 원인을 지방이라 판단하는 것이다. 순수하게 바탕질 변성에 의한 셀룰라이트는 거의 치료 효과가 없으므로 바탕질 변성과 지방 증가가 복합된 경우에는 효과가 약간 나타나다가 다시 악화되기 일쑤이다. 본인의 살이 단순한 지방살인지, 셀룰라이트살인지부터 구별해야 하며, 셀룰라이트인 경우에도 그 정체를 파악하기 전에 무조건 의사에게 '지방을 빼 달라고 요구해서는 안 된다. 의사도 마찬가지로 지방이 문제인지 바탕질이 문제인지 파악해야 하는 것은 물론이다.

두 번째 오류는 치료의 범위가 피부에 국한되는 경우다. 이런 경우에는 치료 효과가 미미하고, 외관상 조금 나아졌다 해도 근본적으로 문제가 해결된 것은 아니므로 시간이 지나면 다시 악화되기 마련이다. 실제로 의사에게 판매되는 장비 중 '셀룰라이트 개선에 효과가 있다'고 제시된 장비 중 상당수는 피부 탄력만 개선하는 장비도 많다. 고주파를 이용한 장비의 대다수는 피부층의 탄력 개선에만 효과적인 것들이다. 이러한 치료를 받은 경우 '고주파는 셀룰라이트 치료에 별 효과가 없다'는 인식을 갖기 쉽다. 고주파 치료를 지방 제거 목적으로 받은 경우도 마찬가지이다.

따라서 치료는 문제의 원인이 된 피하층, 즉 피하지방층과 근육층에서 이루어져야 한다. 지방이 문제인 경우는 지방을, 바탕질이 문제인 경우는 바탕질을, 근육 조직의 염증이 문제인 경우는 근육 조직을 치료하는 것이어야 한다.

고주파 장비라고 효과가 피부에만 국한되는 것은 아니다. 일부 장비는 고주파 에너지가 피하층까지 도달하는데, 이때 심부열을 피하층에서 발생시켜 지방세포를 줄이고, 혈액순환을 향상시키는 작용을 하기도 한다. 지방이 원인인 셀룰라이트를 치료하거나 향후 셀룰라이트가 발생하는 일 없이 지방을 없애고자 한다면 이 같은 고주파를 사용하는 것이 효과적일 수 있다. 지방흡입술은 앞에서도 밝혔듯이 셀룰라이트 제거에 효과적이지 못하며, 오히려 악화시킬 수 있다.

고주파는 비교적 굳지 않은 지방형 셀룰라이트살에는 효과적이지만, 땡땡 부어버린 통나무형 다리를 만들어버리는 지방림프부종형 셀룰라이트나, 젤리처럼 쫀득쫀득하거나 딱딱한 막대사탕처럼 변하는 섬유형 셀룰라이트 살성의 경우에는 파급력이 약하다. 셀룰라이트는 지방이 아니라 바탕질의 변성 및 이를 유발시킨 근육살의 염증이 문제인데, 고주파로는 이를 해결하기 어렵다.

그렇다면 바탕질형이나 섬유형 셀룰라이트는 어떻게 치료해야 할까? 일단 식이요법과 라이프스타일 교정이 선행되어야 함은 두말하면 잔소리다. 이 두 가지가 치료 효과의 50퍼센트를 차지한다. 반대로 얘기하면 이미 섬유형 셀룰라이트로 진행되었다면 식이요법과 라이프스타일 교정으로는 절반 이상의 치료 효과를 기대하기 어렵다는 얘기다.

일단 눈에 띄는 섬유형 셀룰라이트로 진행하기 전에는 화타의 형들 같은 역할이 중요하겠지만 진행한 후라면, 그것도 빠른 속도로 악화되고 있는 섬유형 셀룰라이트살이라면 화타의 형들이 아니라 화타를 찾아내는 게 급선무다.

바탕질에 발생한 섬유형 셀룰라이트의 치료법은 의외로 본래 셀룰라이트 치료 목적으로 개발되지 않은 방법들에서 찾게 되는 경우가 있다. 사실 바탕질이나 근육층에서 발생한 문제를 해결할 수 있는 장비와 방법은 모두 셀룰라이트 치료 방법으로 검토될 수 있다. 현재 셀룰라이트 치료에 효과가 있는 것으로 보고되는 장비 중에는 처음부터 셀룰라이트 개선이 목표가 아니었던 장비들도 있다. 그것들 중에 피부 개선이나 성형 목적으로 개발된 것도 더러 있지만 스포츠의학이나 정형외과 분야에서 먼저 사용된 것도 많다. 고주파도 본래 통증 완화용으로 개발된 것이었다. 외국에서 셀룰라이트 치료법으로 시도되고 있는 광역동치료법(photo-dynamic therapy)도 본래 종양제거를 위해 개발된 것이었다. 체외충격파도 이러한 치료 장비 중 하나다.

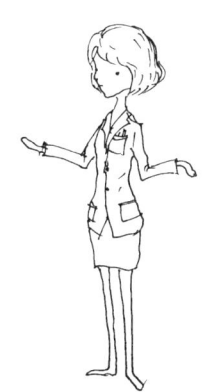

왜 정형의학용 장비와 미용 장비가 따로 있지?

체외 충격파는 수십 년 전 우리나라에 도입되었는데, 그 쓰임새는 다들 알다시피 비뇨기계통에 생긴 돌을 깨기 위함이었다. 즉, 아주 높은 에너지 수준을 이용하여 신장 결석을 물리적으로 파괴할 목적으로 개발되었던 것이다. 이 장비는 체외 충격파의 에너지 범위를 중간 영역에서 낮은 영역으로 낮춘 다음, 퇴행성 힘줄 질환이나 피부 병변, 허혈성 심장 질환, 근막염 치료, 심지어 악관절 병변 치료의 목적으로도 사용될 만큼 쓰임새가 다양해졌다.

대학 병원 비뇨기과에서 돌을 깨고, 정형외과 영역에서 근골격계 통증 치료에서나 쓰던 어마어마한 독일 태생의 체외 충격파 장비를 필자가 처음 접한 것은 2010년 초여름이었다. 독일의 스톨츠(Storz) 사는 체외 충격파 한 가지만을 수십 년 연구해 온, 우리나라나 미국에서는 유례를 찾을 수 없는 의료 장비 회사이다. 당시 필자는 본사에서 정형외과 영역이 아닌 미용의학 영역에서 쓸 수 있는 새로운 방식의 체외 충격파를 고안했는데 지방을 파괴할 수 있으니, 한국에서도 써 보고 임상 결과를 내 달라는 요구를 받았다. 이미 독일을 비롯한 각국에서 나온 논문 자료도 있었는데, 필자가 한 달간 사용해 본 바로는 그들이 주장하는 지방 파괴 측면에서 보면, 본원에서 수년간 사용 중이던 고주파 장비에 턱 없이 못 미치는 성적을 보였다.

그리고 다시 충격파 장비를 접하게 된 것은 2년 후의 일이다. 우연히 통증 치료 영역에서 사용 중이던 같은 회사 제품의 체외 충격파를 접했는데, 지방 파괴 측면을 배제하고 통증 해소 측면에서 장비를 검토하니 더할 나위 없이 우수하다는 생각이 들었다. 그렇다면 충격파는 근육의 고질적인 염증으로 발생한 셀룰라이트를 개선시키는 데에도 효과적이겠다는 생각에 근거해 체형 개선 목적으로 사용하기 시작했다.

근막의 염증과 통증을 해소시키는 원래 치료 취지에 부합하는 기본 원리를 적용시켜 적응증 (어떠한 약제나 수술 등에 의하여 치료 효과가 기대되는 병이나 증상)을 찾고 나니, 고주파로는 해소하기 힘들었던 바탕질 변성에 대한 섬유형 셀룰라이트살을 치료할 수 있게 된 것이다.

필자는 임상 경험을 토대로 체외 충격파가 셀룰라이트 치료에 효과가 있음을 독일의 장비 제조사에 알렸고, 유럽의 항노화미용학회와 세계충격파학회에서 임상 결과를 발표하였다. 그 원리는 충격파가 지방을 파괴하는 데 있는 것이 아니라 다른 데 있다는 것도 밝혔다. 통증 치료에 대해서는 어떤 충격파 장비보다도 잘 만든다는 스톨츠 사도 잠재력을 깨닫지 못한 채 지방을 파괴하는 충격파 장비를 개발하려 했다는 것은 참 안타까웠다. (실제로 전 세계적으로 지방이 제거된다고 마케팅 했던 스톨츠 사의 미용시술용 충격파 장비는 이제 더 이상 생산조차 되지 않고 있다.)

우리나라에서도 2006년쯤 한 차례 체외 충격파 비슷한 어쿠스틱 웨이브(일명 방사형 충격파)로 지방을 줄이려는 움직임이 있었다. 어쿠스틱 웨이브로 어깨 주변 통증을 치료했더니 한참 후 그 부위 살의 부피가 푹 꺼지고 줄어들었다는 관찰에 근거한 것이었다. 다들 살의 부피가 줄어들면 무조건 지방이 줄어드는 것이라 생각하고 지방이 많은 부위에 어쿠스틱 웨이브를 시도하였으니 결과는 좋지 않았을 것이다. 어깨 주변 통증 치료가 제대로 되면서 섬유화로 진행되던 부종성 살들이 가라앉은 결과를 무조건 '살=지방 덩어리'로 오해하면서 벌어진 해프닝이었다.

셀룰라이트의 치료법에 대한 새로운 임상 결과가 전 세계에서 발표되고 있지만 아직은 연구 단계에 있다고 봐야 한다. 하지만 셀룰라이트의 원인과 유형을 정확히 진단해 적절하게 치료한다면 훌륭한 효과를 거둘 수 있을 것이다. 이러한 치료와 함께 라이프스타일과 식습관의 개선, 적절한 체형 교정이 동반되어야 함은 주지의 사실이다.

제3의 살

1판 1쇄 발행 2014년 11월 28일
1판 2쇄 발행 2015년 1월 26일

지은이 김세현

발행인 양원석
편집장 김순미

디자인 전아름, 백은주(PROJECT)

해외저작권 황지현, 지소연
제작 문태일, 김수진
영업마케팅 김경만, 정재만, 곽희은, 임충진, 이영인, 장현기, 김민수,
임우열, 윤기봉, 송기현, 우지연, 정미진, 이선미, 최경민

펴낸 곳 ㈜알에이치코리아
주소 서울시 금천구 가산디지털2로 53, 20층 (가산동, 한라시그마밸리)
편집문의 02-6443-8842   **구입문의** 02-6443-8838
홈페이지 http://rhk.co.kr
등록 2004년 1월 15일 제2-3726호

ISBN 978-89-255-5473-0 (13590)

※ 이 책은 ㈜알에이치코리아가 저작권자와의 계약에 따라 발행한 것이므로
   본사의 서면 허락 없이는 어떠한 형태나 수단으로도 이 책의 내용을 이용하지 못합니다.
※ 잘못된 책은 구입하신 서점에서 바꾸어 드립니다.
※ 책값은 뒤표지에 있습니다.

RHK 는 랜덤하우스코리아의 새 이름입니다.